ペトル・シュクラバーネク

健康禍

人間的医学の終焉と強制的健康主義の台頭

大脇幸志郎訳

生活の医療社

THE DEATH OF HUMANE MEDICINE AND THE RISE OF COERCIVE HEALTHISM

by Petr Skrabanek

THE SOCIAL AFFAIRS UNIT

British Library Cataloguing in Publication Data
A cataloguing record of this book is available from the British Library
ISBN 0 907631 59 2
Reprinted 1995 (twice), 1998

健康禍

人間的医学の終焉と強制的健康主義の台頭

凡　例

・原註は（）で示し、巻末に記した。
・原註には誤りと思われる箇所も散見された。できるだけ修正したが、不詳のまま残した箇所もある。
・訳註は※で示し、傍註とした。

ポール・サチェットへ

目次

第3部　強制的医学

ロビン・フォックスによる序文

医学の胸に噛み付いた意地の悪い毒蛇のような、この青ひげは何者だろう？　私の職歴の中で最も賢明な歩みのひとつが、ペトル・シュクラバーネクと知り合えたことだった。

シュクラバーネクの経歴は並外れている。一九六八年に、ロシアの軍隊がプラハを侵略したとき、ペトル・シュクラバーネクと妻のヴェラは偶然休暇でダブリンにいた。夫妻はアイルランドにそのまま残ることを選んだ。ふたりは1冊の『ユリシーズ』を教材にして英語に磨きをかけた（ペトルはのちにジェイムズ・ジョイスの作品の国際的な権威となった）。ペトルは、チェコで得た毒物学者の資格に加えて、アイルランドの医学教育を受けた。そして一九七〇年代半ばまでには、カトリックの病院の内分泌科の住所から『ランセット』誌に送られた一連の批評的で機知に富んだレター論文により注目を集めた。シュクラバーネクの鋭い舌鋒はしだいに、全人口を対象とする医療と、健康的な生活習慣を唱える者、つまり「死を欺く」という迷信を説く者に向けられた。公衆衛生に携わる者と疫学者の間では、シュクラバーネクは強い感情を掻き立てる有名人となった。だからなおのこと、10年前にシュクラバーネクがダブリン大学トリニティ・カレッジの公衆衛生学部で職位を得たことは驚くべきことであり、讃えるべきことだった。

『ランセット』編集部を訪れたその青ひげ男は、紳士的でユーモアがあり、深い教養と学識を持ちあわせていた。口にはタバコ、目には光があった。シュクラバーネクは私たちの編集チームに加わった。そしてすぐに、医学の世界でシュクラバーネクの名前は怒りよりも親しみをもって呼ばれるようになった。確かに、医学コミュニティはシュクラバーネクを受け入れ始めていた。退屈な学会に活気と論争を吹き込んで世界を放浪する、うるさい奴として。かつてのイヴァン・イリッチのように、ペトルは飲み込まれ、吸収されようとしていた。

この本はペトル・シュクラバーネクを、お気に入りのアウトサイダーの役割に復帰させるだろう。批評家は、いくらかの正義をもって、この分析が「バランスを欠いている」ことをあげつらうだろう。気にすることはない。シュクラバーネクの暗い予言について私はどう思うか？　私はそれほど悲観的ではない。私はリバタリアンよりはリベラルに寄っている。しかし、シュクラバーネクは我々が心して聞くべき多くの真実を語っている。

ロビン・フォックス
『ランセット』編集長

序

不自由に至る道はたくさんある。そのひとつには、"HEALTH FOR ALL"（すべての人に健康を）と書かれた道しるべが立っている。

この本は、健康主義が招く危険についての本である。健康主義とは「国家の健康」を志向するイデオロギーである。我々が自分の人生において好きなようにふるまう権利、我々が自分の好きな種類の幸福を追求する自由、『すばらしい新世界』で言う野蛮人の自由に対して健康主義がもたらす危険がこの本の主題である。全体主義的イデオロギーはすべて、自由と幸福のレトリックを使い、すべての人に幸福な未来が開けるという偽りの約束をする。健康づくり運動が本質的にユートピアを夢想するものだと認識していない（あるいは認識したくない）読者には、私の批判は誤解されるのが関の山であろうし、悪くすれば人間嫌いな、あるいは悪意あるものと受け取られるかもしれない。健康のために努力することがなぜ自由を失うことにつながるのだろう？　健康は自由の必要条件ではないだろうか？　死にかけの自由人が健康な奴隷よりも幸福だと言うのだろうか？

この本の構成は単純だ。第1部は全体の背景として、「健康」が専門的、政治的、また商業的目的に利用されてきたことを示す。健康主義のイデオロギーは、一九七〇年代にアメリカ合衆国に現れるまで、西洋の民主主義の中では現れなかった。しかし、健康主義はナチスドイツと共産主義下のロシアにおいて全体主義的イデオロギーの構成要素であった。西洋の民主主義社会において最初に健康主義の危険を見た論者はイヴァン・イリッチであり、したがってイリッチが議論を終えた地点から開始することが妥当である。

第2部は生活習慣主義についてであり、歴史上で健康と名の付くもののキメラを追求した個別の例から始まり、国家の政策として集団の行動を標準化させようとする事例を挙げる。健康を獲得し維持しようとする個々の体制には多様性があるにもかかわらず、道徳家にとっての悪の三位一体、すなわち飲酒・喫煙・セックスは共通の道筋である。現代において健康づくり論者が生活習慣について勧めることは、うわべは科学に基づいていても、歴史上先行しているこれらの事例と驚くほどよく似ている。

第3部は標準化という圧政について、また「生活習慣」の監視において現れたビッグ・ブラザー[※1]思想について、そして強制的医学のその他のあらわれについてである。多数の人が「国家の健康」こそ讃えるべき目標だという考えにたぶらかされ、その目標を達成するためにどのような方法が取られようとしているかを理解しないでいれば、健康主義と生活習慣主義が普遍的な支持を得る。言葉のこじつけによって、この一見利他的な「すべての人に健康を」追求する働きの背後にある原動力、すなわち権力の真意は覆い隠される。

私は「イコノクラスム（聖像破壊）」のそしりから身を守ることができない。つまり善意の読者ならこの口調を「支持者になるかもしれない人さえも遠ざけてしまう」と言うだろうが、そのことに言い訳はできない。この本の目的は誰かを喜ばせることではなく、警報を鳴らすことだ。

※1　ビッグ・ブラザーは、ジョージ・オーウェルのディストピアSF小説『一九八四年』に登場する、姿を見せない独裁者。情報統制と監視に基づいた抑圧的な全体主義社会を象徴する。

何人かの友人は、この本の内容をほぼ肯定してくれたが、ただ私がイリッチの『医学への天罰』（邦題『脱病院化社会』）にこれほど主要な位置を与えたことにだけは疑問を唱えた。イリッチは彼自身の隠された、カトリックの有職故実とも言うべき、「反動的な」問題設定を持っていたのだから。私はイリッチの信仰上の見解には関心がない。イリッチの洞察力に関心を持っている。イリッチの洞察力は健康主義の這い寄る悪を見分けた。ほかの誰かがその悪を世に知らしめねばならないと悟るよりも、はるかに早く。左翼のいくたりかは、ソルジェニーツィンの神話的-宗教的な見解を、『収容所群島』を否定する格好の口実とした。

この本は医学の本ではない。医学の理想の曲解、特にアングロアメリカの医学のイデオロギーが優勢な国における曲解についての本だ。それでも理性的な核を持つ医学は西洋の医学しかない。私は医学相対主義を信じるものではない。私の批判は東洋の「ホリスティックな」たわごとを是認するものではない。イスラームのシャイフが病気になれば西洋式の病院で医学的治療を求め、田舎の魔法には頼らないのと同じように、イスラム原理主義国家の富める君主は西洋製の飛行機に乗って石油の会議に向かうのであり、空飛ぶじゅうたんに乗って行くのではない。

私がタイプで打った原稿をディスクに書き込んだ奇跡の秘書であり、またテキストにさまざまな付記を加え、参照文献を整理してくれたシネイド・ドーランに感謝している。

多くの友が私の回した草稿を見て励ましと貴重なコメントをくれた。ビディ・マコーミック、ドクター・ジェラード・ヴィクトリー、オーウェン・オブライアン教授、トム・オダウド教授、ドクター・ジェイムズ・ル・ファヌ、アルヴァン・ファインスタイン教授、ロージュ・ヴァージャ教授。レネー・フォックス教授には格別の感謝を捧げる。フォックス教授は長年にわたって私にとって欠かせない倫理的支柱を与えてくれた。

ジェイムズ・マコーミック教授は私にとって親友と言っても足りない人であり、主治医でもあった。彼はいつでも賢明な助言をくれたし、心が荒むことがあれば安らぎを与えてくれた。

このような本を出してくれる出版社を見つけるのには苦労したこともある。私を誰よりも熱く力づけてくれたのはディグビー・アンダーソン博士だった。彼は出版のための資源を見つける役を買って出、この本が細々した編集という最後のハードルを越えるまで見届けてくれた。彼は困ったときの真の友情を示してくれた。

施設への謝辞というのはめったにないものだが、ダブリン大学トリニティ・カレッジのリベラルな環境は、いや増す政治的・経済的・技術主義的圧力に対抗する独立の精神を維持していて、私がそこで過ごした年月を人生で最も幸福な時代にしてくれた。

私の分身、ヴェラ・カプコヴァについては、どんな言葉も私の気持ちには足りない。

第1部　健康主義

1. 健康主義の勃興

健康とは、愛や美、幸福と同じように抽象的な概念であり、どんなに客観的な視点からとらえようとしてもするりと逃れてしまう。健康な人は健康について考えない。例外は「自分は病気に違いない」という考えに取り憑かれた人だが、厳密に言えばそれは健康ではない徴候である。同じように、我々の臓器が問題なく働いているときには、臓器の機能を気にも留めない。すなわち、健康とは失ってはじめて湧き起こる夢想の類いだ。ちょうど自由の真の意味を監獄の中でしか実感できないのと同じように。

この意味で、健康の追求は不健康の症状である。健康の追求が個人の切望にとどまらず国家のイデオロギーの一部となるとき、つまり健康主義(healthism)が醸成されるとき、健康の追求は政治的な病いの症状となる。そして、極端な健康主義は人種差別を、隔離を、優生学的コントロールを正当化する。なぜなら「健康」とは愛国的で純粋であることを意味し、「不健康」とは異質で汚染されていることに等しいからである。軽度の健康主義は、西洋の民主主義国家によくあるものだ。健康のこととなれば国家が教育と情報提供の域を越えて、すべての人に「健康的な生活習慣」という規範を確立するために宣伝し、正しい生活を実践するようあの手この手で強制する。人間の活動は良いものと悪いもの、健康なものと不健康なもの、医学的に指示されたものと禁止されたもの、責任あるものと無責任なものに二分されることになる。無責任な行為とは、道徳家たちが「悪徳」と言い換えるもの、たとえば「不倫の」セックスや薬物の使用を指す。合法（アルコール、タバコ）か違法かにかかわらず、無責任とか悪徳と呼ばれることがある。しかし無責任な行動の定義はどんどん広がるおそれがある。定期的な健康診断に行かないこと、「体に悪い」食べ物を食べること、果てはスポーツをしないことまでも。健康主義の目的とは「国民の健康」という建前になっていて、暗にすべての人をもっと幸福にすると期待させる。しかし、「健康を最大化する」試みと「苦痛を最小化する」試みの間には千里の隔たりがある。カール・ポパーが『開かれた社会とその敵』で指摘したように、すべての幸福の最大化の道は必ずや全体主義へと通ずるのである。(1)

医学の専門家、特に公衆衛生に関わる分野の人々は、健康主義を理論的に下支えすることを要求され、期待に応える。すなわち生活習慣主義（lifestylism）の教えを説く。その教義によれば、ほとんどの病気は不健康な行いが原因である。生活習慣主義は強く道徳の香りがするけれども、数学のような言葉で語られる。生活に潜むそれぞれの「危険因子」はリスクの大きさを示す数値として表される。イギリスの疫学者で最も著名な一人であるジェフリー・ローズは、ほとんどの人々が不健康な生活を送っていると信じている。我々は「病んだ集団」だというわけだ。しかし、そうしたメッセージは「あまりに恐ろしく、到底受け入れられない」ものだから、逆に「病気は運命だ」という考えを呼び起こし、生活習慣の教義が拒絶される結果になるかもしれない。そんなわけで、ローズは社会全体を再教育しなくてはいけないと説く。「何が正常か、何が社会としてまともなことかという感覚」(2)を身につけさせなくてはいけないと。ローズの考えでは、医学の専門家は、もはや病人に寄り添うという伝統的な役割に縛られることなく、健康な人のためのプロのカウンセラーとして、また「正常」を定義づける権威者としての新たな役割を担うべきなのだ。

この健康主義の安易なレトリックは政治家にとっても都合がいい。健康主義のレトリックは何も失うことなく人気取りに使える上に、政治家が集団をコントロールする権力を強化する。健康主義は反対派から抵抗を受けることもないまま、いっそう「国民の健康」を増進することを約束する。最初の「健康主義的」文書は一九七四年に発行された。「カナダ人の健康についての新たな展望」という文書であり、当時の厚生大臣の名前から「ラロンド・レポート」として知られる。また米国厚生省により発行された「健康のための未来計画」がある。これらの報告の骨子は、以後ほかの国でも模倣されることになる。その内容は、たいていの人の死因は不健康な生活習慣であり、また不健康な生活習慣によって健康管理のコストが増大しているという信仰である。この教義からは必然的に、被害者叩き、つまり病人叩きが正義ということになる。なぜなら、多くの病気は「無責任な」生活習慣によって「自ら招いた」ものなのだから。一九七七年には、ロックフェラー財団の代表のJ・H・ノウルズが「健康を得る『権利』という考えは、個々人が自分自身の健康を維持する道徳的責務、いわば公共の義務という考えに置き換えるべきだと信じる」[3]と述べている。健康であることは政治的に正しい[※1]ことであり、責任ある市民の義務であると言うのだ。

健康主義は強力なイデオロギーである。なぜなら、非宗教化した社会において、健康主義は宗教が欠けたあとの真空を埋めてくれるから。宗教の代用品として、健康主義は幅広い支持を得ている。特に、伝統的な文化とのつながりを失って、急速に変化する世界の中でますます不安を感じている中流階級の人たちから。健康主義は神の救済の代わりに人を救う道として熱心に受容されている。つまりこうだ。死が最後の終止符だとしても、その避けられない運命は無期限に延期できるかもしれない。病気は死につながるかもしれないのだから、病気そのものを鎮めの儀式によって予防するべきである。善人は救われ、悪人は死するであろう。

2. イリッチ以後

イリッチは、一九七五年の著書『医学への天罰[※2]』で、医学は病んでいると診断した。(4) 医学という「患者」の反応は予期されたとおり、病気を否認するというものだった。イリッチは医学が独裁体制を築き、健康、幸福、苦痛、病気、障害、そして死を好き勝手に解釈し管理するようになったこと、そしてその結果、健康そのものを害するに至ったことの経緯を描写した。イリッチは「健康」という言葉によって、人が成長、加齢、病気、死に適応するプロセスを指した。つまりイリッチの「健康」とは、コミュニティの文化と伝統に埋め込まれた、病死と向き合うメカニズムを指していた。医学による「健康」の独占は人々から自律性を奪った。医学が人々を誕生から死まで(ともすれば誕生より前から)見守り世話を焼くことによって、元来世代から世代へと伝えられてきた生きる知恵と死ぬ知恵は、忘れさせられ、失われた。伝

※1 シュクラバーネクは「政治的に正しい」(politically correct) という言葉を「社会の多数派を代弁する」という意味で使っている。

※2 邦題『脱病院化社会——医療の限界』金子嗣郎訳(晶文社)。原題は Medical Nemesis。ネメシスはギリシャ神話で人類に天罰を与える女神。

統的コミュニティの結束は個人の孤独に置き替わり、「健康消費者[※3]」という匿名の集団が形成された。

刊行から20年が過ぎても、『医学への天罰』の影響は強く残っている。なぜなら『医学への天罰』は重要な真実に触れていたからだ。医学が「健康」を我が物としていくことに対するイリッチの攻撃は、医学の専門家から予想どおりの反応を引き起こした。しかし、イリッチが提示した証拠の多くは医学の専門家自身が提供したものだった。医学の専門家は普通、そうした証拠が仲間内だけの話題になって消えていくことを望むものだが。さらに、そうした内部批判の多くは、美しい全体の中でひとつばかりの欠点を問題にするものだった。つまりそうした批判はすべての欠点を一度に見渡すことができなかった。実は医学の全体が病んでいたのだ。医学の専門家は憤慨した。真っ向から批判されただけではなく、イリッチは部外者だったからだ。イリッチは司祭であり、哲学者であったにすぎない。何様のつもりだ？

オーストラリアのアデレード大学医学部長のフィリップ・ローズは、医学の議論ではよくある言いかたで、イリッチを否定した。「イリッチが言ったことで、これまでに医者が誰も言っていないことは何もない」「そこには本当に新しいことなど何もない」。ただの「アマチュア」にすぎないイリッチ、本当は何もわかっていないイリッチよりも、「医者の地位にあってもっと根本的なことを考えた人たちはすでにいる」[5]。もしローズが正しいなら、そしてイリッチが医学の専門家を健康への脅威として告発したことになんの新しみもないなら、なぜこれほどの大騒ぎが起こったのだろう？　そんな馬鹿者が素人じみた手探りをして、言い古された真実を繰り返しただけのことに。イリッチが医学に明るくないことを証明するために、ローズは平然と、医学の専門家が「寿命を延ばせると主張した」ことはかつて一度もないと主張した。ローズは現代の予防主義者たちが掲げる、「命ある日々を延ばすとともに日々に命を吹き込もう（adding years to life and life to years)」という公式のスローガンを聞いたことがなかったのだろうか？　処方された「生活習慣」を守ることが劇的に寿命を延ばすことを示す意図を持った統計を見たことがなかったのだろうか？

バーミンガム出身の専門医のアレク・ペイトンは、イリッチの攻撃を公正なものとして受け入れた、きわめてまれな例外のひとりだ。おそらく上の世代の医師を代弁して、ペイトンはこう書いた。「最近数世紀にわたる健康の増進が、生活環境の改善の結果であることを否定する医療者がいるとすれば、最も狂信的に排他的な者だけだろう。食べ物、水、住居、衛生、教育が改善したのだ。そして、医学の進歩とはほとんど関係ないのだ[6]」。

医者の中には、『医学への天罰』という赤い布が目の前でひらひらするのを見て、怒りに目がくらむあまり、漏らしてしまう者もいた。『ブリティッシュ・メディカル・ジャーナル』に書簡を送ったある著者は、「この明白な曲解による文章よりも反抗的で非人道的な表現物がもしあるなら知りたいものだ。いや、知っても嬉しくはないかもしれないが」と書いた[7]。ある批評家はイリッチを論破するために丸々一冊の本を費やした。デイヴィッド・ホロビンはイリッチをあざけって、「古典的な旧約聖書スタイルの雄弁家」「素晴らしく雄弁」「魅惑するような説得力」そして、なまじ中途半端な知性を持つ読者にはきわめて危険な人物であるとした[8]。

イリッチが10年後に、健康に対する主要な脅威は、もはや医学が健康を我が物とする地位を確立したこ

※3　『脱病院化社会』、１６０ページ。

とではなく、健康の追求、あるいは統合的に良好な状態の追求である、と主張したことによって思想を更新したとき、[9]『ランセット』に書簡を投稿した著者のひとりはイリッチが「初期の知的衰退」およびTICS（「知的著名人症候群」）を病んでいると診断した。[10]

イリッチは医師たちに対して個人的な復讐をしているわけではなかった。イリッチは誰もがするように必要とあらば医療サービスを利用した。医学的支配階層に対するイリッチの攻撃は、イリッチの仕事の中では、より広い範囲にわたってエリート層の専門家がもたらしうる害を暴露することの一部にすぎなかった。その専門家というのが医師だろうと、弁護士だろうと、聖職者、官僚、教育者、カウンセラーだろうと。専門家は「助言」では止まらず、処方し法制化する権力を独占しようとするかもしれない。専門家は「何が悪いか」を決めるだけでなく、「何が良いか」をも規定する。

イリッチは、専門的自由業としての医療（そこでは医学の知識と技術は隣人の困りごとを軽くするために使われる）と支配的専門性としての医学を明確に区別した。支配的医学は、「人びと全般にとって健康上の必要が何であるか」[※4]を規定し、世界全体を病棟に変える。支配者となった医学の専門家は、裁判官、陪審員、死刑執行人の役割を同時に担う。イリッチのたとえに倣えば、専門家は神学者であり、司祭であり、伝道師であり、宗教裁判官でもある。自由業の領分を踏み越え、社会管理装置としての医学はほかの支配的専門職と力を合わせて、人間の「問題」に対して集学的手法で取り組む。人間の体と心のあらゆる部分に、それぞれ違った専門家がゾンデ[※5]を挿入する。それは心理学者であるかもしれないし、精神科医、マリッジカウンセラー、セックスセラピスト、検診担当者、あるいはソーシャルワーカーかもしれない。病理医、理学療法士、研究方法論者、あるいは薬屋から、請求書は別々に届く。患者は「健康をもたらすチーム」という名の、その実知らない者どうしの集団に操作される。病院の勤務名簿しだいで、毎日違った顔が現れる。病院のベッドにいる人と個人的な関係らしいものを少しでも築くのが看護師か清掃員だけだということはよくある。

「健康上の需要」が増え続けるのは、専門家がすべての健康な人々をいつも監督し検査したがっているせいだ。専門家は、「積極的な」あるいは「先を見越したケア」という旗印を掲げて、「健康上の需要」を勝手に決める。その結果、医療サービスに並ぶ人の長い行列ができ、コストは増大し、究極的にはすべてのシステムが麻痺してしまう。自由業はある一線を越えると個人の邪魔をする専門家になる。そして個人の自主性と医学的父権主義のバランスが失われ、社会が自動的に過保護国家に成り下がっていく。するとその先にはテクノ・ファシズムが「計画され、工学化された地獄の中での強制的な生存」※6とともに待っている。

医学の専門家に対するもうひとつの攻撃は、一九八〇年のBBC「ジョン・リース記念講座」でイギリスの大学の法律家のイアン・ケネディによってなされ、のちに『医学の仮面を外す』という題名の本として出版された。(11) 予期されるとおり医学の専門家は怒り狂った。またひとり、よそ者が神聖な職業を批判なさっている！ 反論のいくらかは「お前もな」という種類のもので、法律の専門家は医師よりさらに非難に値すると主張した。単純にケネディが「イリッチの焼き直しである」という事実を発見する論者もい

※4 『専門家時代の幻想』尾崎浩訳（新評論）、19ページ。
※5 ゾンデとは、診察や治療のために体の一部（特に、狭い穴が空いた箇所）に挿入する細い金属の棒。
※6 『脱病院化社会』、217ページ。

た。精神科医のアントニー・クレアは、ケネディの精神科医に対する悪意ある攻撃を無効化しようとして、「結局のところ、ケネディが言ったことは医師が何年も言い続けてきたことなのだ」と宣言した。[12] 言い換えれば、ケネディに対する反応はおおむね反イリッチ論の焼き直しだったと言えるだろう。ケネディは批判に応えて、それほどのエネルギー、猛烈さ、矢継ぎ早の非難がなぜ、そんな独自性のない、筋道の立たない、あるいは単に間違っている意見のために費やされたのか不思議であると言っている。[13]

ケネディの医学に対する批判は明敏で鋭いものだったが、イギリスの慣習につられて口が滑ったのか、「建設的な」提言までしてしまった。ケネディが国民の健康の「青写真」として提示したものは、健康づくり論者がよく宣伝しているくだらない考えとその弱点をそのまま持ち込んだものだった。ケネディによれば文明社会における病気の多くはタバコ、アルコール、悪い食事が原因である。人々は愚かで強情で自分の考えたやりかたを直すことができないのだから、専門家がチームを組んで「個人に代わって健康を増進」しなければならない。言い換えれば、人間の幸福を作り出す方法を知っている乳母を作らなければならない。ケネディは「すべての人の健康」を求めて、すべての人が「健康な生活を送る方法を知る」必要があると考え、貧困こそが健康不良の主な原因だと主張した。ケネディの考えが当たっていようといまいと、貧困をなくすべきであるのは、貧しい人の寿命が短いからではなく、貧困が屈辱的であり、残酷であり、正しくないことだからだ。確かに人々はちゃんとした生活環境を得る権利を与えられるべきだ。それはちゃんとした生活によって寿命が伸びるからではなく（副産物としての長寿は喜ぶべきことかもしれないが）、人間社会において公正と正義が何より大切なものだからだ。この点で、ケネディは的を外している。必要なのは、ケネディ自身の専門職も含めて専門家の権力を減らすことであり、医師から弁護士に権力をシフトさせることではない。

『医学への天罰』が出版された年のうちに、バーミンガム大学の社会医学の教授トマス・マキューンが出版した本は、過去200年のイギリスにおいて健康状態の改善に対する医学の貢献を分析している。[14]『医学の役割――夢か幻か、それとも天罰か?』というその本は、国民の健康を改善するために医学が重要な要素だと偽ることを強く批判している。にもかかわらず、医学の専門家にはいたって紳士的に受け入れられた。マキューンは、主要な感染症による死亡率が減ったことは医学的介入によるものではないと示した。たとえば結核、猩紅熱、百日咳などについて。そうした感染症による死亡率の減少の大部分は、感染症の原因が理解されるよりはるか前、すなわち治療が可能になるよりはるか前に起こっている。こうした観察から、マキューンは死亡率を減らしたのが医学ではなく社会と環境の要素であると結論する。たとえば栄養、衛生、住居、家族が小さくなったこと、水が清潔になったことであり、これらが最も重要だったのだと。マキューンはある点で誤っている。マキューンは19世紀の死亡率の統計を正しく解釈していたが、その解釈を20世紀末の健康政策に当てはめたのは間違いだった。そのためにマキューンは医師が環境保護論者になるべきだと主張してしまっている。確かに現代でも、極度の貧困に置かれた人の間では、環境や社会によって死亡率が決定的に左右される。特に第三世界においては。しかし西洋社会の満ち足りた住民にとっては、環境による生存への影響は微々たるものだ。

とはいえ、マキューンのメッセージの要点を繰り返しておくことには価値がある。心臓内科医のデイヴィッド・スポディックは一九七一年の『アメリカン・ハート・ジャーナル』の社説で、マキューンの主張と同じことを違う言葉で表現した。

医師が癒すことはほとんどないか、まったくない。我々は生理作用を変え、炎症を止め、組織を取り除く。しかしいくつかの感染症と欠乏症を除けば、原状回復という意味での治癒は、あるとしてもごくわずかだ。[15]

医学は病気や死を克服することを目指すのではない。苦痛を和らげ、害を最小限に抑え、墓地に至るまでの人間の苦痛に満ちた旅路をなだらかにすることを目指す。医学は求めてもいない人の生活にお節介を焼く権限など持っていない。

フィリップ・ローズは、イリッチをごみの山に追いやったうえで、続いて医学の専門家が抱く感情を表明した。医学には際限なく続く「危機」があり、専門家はある種の鬱屈した思いを抱いているという。そのことは『医学の価値』という本に書いてある。[16] 専門家の地位が低くなることは人生の現実として受け入れつつ、ローズは医学に思いやり、優しさ、慈悲を取り戻すことを訴える。ローズは新しい「環境学的」医学のやりかたが「虹の終わり、[※7] 柳の下の幽霊」であることを見抜いていた。そしてイリッチ派に改宗したかのようにこう付け加えた。

それが人々をより健康にすることはないだろう。それは活動の場を移動させるだけだろう。医学もほかの何事も、死や病気を一人の人から取り去ることはできない。したがって、人類から取り去ることもできない。あるいはその事実を認めるべきときが来たのかもしれない。

医療社会学者は、医学の専門家を外側から長年にわたって観察してきた。そして、医療社会学者による解説は実に無礼であったので、医学教育のカリキュラムに登場しそうなものはひとつもない。レネー・フォックスとジュディス・スウェイジーという2人の医療社会学者は『スペアパーツ――アメリカ社会における臓器交換』[※8]の中で、人々が温かい脳死体から略奪された「スペアパーツ」を使って「再建」される世界を分析している。(17)「スペアパーツ」は遺伝子をプログラムされたブタやヒヒの中で製造されることもある。他方では何百万人ものアメリカ人が最小限のちゃんとした医学的ケアさえも受けることができずにいる。「生命の際限なき永続化（……）に対して、医学界や社会があからさまに熱狂して肩入れしている事態」[※9]の中で、倫理と道徳は脇に置かれる。この世界は人間が年を取っていつか死ぬという限界を受け入れることができない。また「死は敵である」という遠近法を持つ。

3．イリッチ以前

古い時代には、医師はそれほど尊敬されていなかった。旧約聖書の中で、医師は2か所で言及されている。ひとつは死体に香料を詰めてミイラを作ることを得意とする奴隷として（創世記50：2）、ひとつは「偽りの薬を塗る役に立たない医者」[※10]として（ヨブ記13：4）。新約聖書で見ると、医師に間接的に言及したところがある。ある女性が「多くの医者にかかって、ひどく苦しめられ、全財産を使い果たしても何

※7　虹の終わりには金が埋まっているなどの俗信がある。
※8　邦題『臓器交換社会――アメリカの現実・日本の近未来』森下直貴ほか訳（青木書店）。
※9　『臓器交換社会』、371ページ。

の役にも立たず、ますます悪くなるだけであった」とあるところだ（マルコによる福音書5：26）。こうした医師の扱いはキリスト教徒だけのものではなかった。14世紀に書かれたアンリ・ド・モンドヴィルの『外科術』は、「暗闇の太古から、人々は外科医を泥棒であり、殺人者であり、最も質の悪い詐欺師だと信じてきた」と記している。(18)

病気や痛みや困りごとは人間から切り離すことのできないものだ。だからいつも、病人の面倒を見る集団がいた。その集団は苦しみに説明を与え、治療を発明した。その治療はしばしば病気よりも悪いものだった。こうした医学の気高い理想は常に無気力と無知によって妨げられてきた。数百年前に発達した外科技術が役に立つことを別とすれば、20世紀の初めになってようやく、利益と害のバランスが傾いて、医師に従うほうがいいと言えるようになった。マクシミリアヌス・ウレンティウスはこう問いを立てた。

外科医と内科医の違いは何か？　内科医は薬で殺すが外科医はメスで殺す。どちらにしても、絞首刑執行人が手早くやることをゆっくりやっているだけのことだ。(19)

モンテーニュは、医師が何をなしうるかについて非常に懐疑的だったし、医師を恐れてもいた。なぜならモンテーニュの経験では、病人は医師を呼んだあとにいっそう悪くなることが多かったからだ。モンテーニュはまた、医師が患者より幸福でもないし患者より長生きもしていないことに気付いていた。

実を言うと、こんなにいろいろと複雑な処方には、結局は腹の中を空にするという以外にどんな目的と効果があるのだろうか。そのことなら、家庭用のたくさんの薬草でもできることである。(20)※11

モンテーニュはさらに自問した。そのように下剤で通じをつけると何かいいことがあるという証拠は何か？「薬と病気との激しいつかみ合いはいつもわれわれの損になる。なぜなら、この二つのものの闘争はわれわれの体内でおこなわれる」[※12]（今日の抗がん化学療法になんとよく似ていることだろう）。モンテーニュの観察によれば、患者が健康体に戻った場合、それが運や自然の経過や、現代の言葉で言うプラセボ効果によるものであっても、医師はつねに成功を収めたと主張しがちであった。その一方で、病気が悪くなれば、医師は直ちに患者を責めるか、治療しなければもっと悪くなると主張することさえした。古代ギリシャの詩人のニコクレスは、医師を幸福な人種と呼んだ。なぜなら医師の成功は太陽に照らされ、失敗は大地がすべて隠してくれるから。

モンテーニュは医師の薬を嘲笑した（「亀の左足、とかげの尿（……）ねずみの糞の粉末や、その他（……）いろいろな欺瞞[※13]」）。医師が使うわけのわからない言葉、謎を征服したふりをすること、矛盾に満ちた教義、信じられない約束、魔法のような推論もみな嘲笑の的にされた。医師はこの嘲笑に対して、よりいっそうの秘密主義を取ることはせず、統一戦線を張ることもなかった。それは医師にとってひどい間違いだった。

※10　新共同訳。以下特に断らない限り、聖書からの引用はiPhoneアプリ「Bible」を使って新共同訳を参照した。
※11　『エセー（四）』原二郎訳（岩波文庫）、312ページ。
※12　同書313ページ。
※13　同書317ページ。

その失敗のために、彼らの不決断や、論証と推察と根拠の薄弱さや、憎悪と嫉妬と自惚に満ちた論争の激しさなどが、誰の目にも明らかになった結果、こんな連中の手に身を任せて危険を感じないでいられる人は、よほどの盲目にちがいないということになったのである。[※14]

医師は「ヒポクラテスにまでさかのぼる」という栄光に満ちた医学の歴史をひけらかすものだ。そんな誇大なイメージに対しては、古い著者の文章を読むことが解毒剤になるかもしれない。知識階級では医師を低く見る意見はありふれていた。たとえばジョゼフ・アディソンは一七一〇年に、自ら発行していたエッセイ誌『スペクテイター』の中で、「国民の中に医師が大勢いる場合、国は人間に乏しくなっていく」と書いている。[21] そしてアディソンは医師を次のように分類する。

カエサルの時代のイギリス陸軍のように、戦車に乗って戦う者もいれば、徒歩の者もいる（……）正規の軍隊の本体に加えて落伍者がいる。落伍者は適切に名簿に載せられ兵士として登録されることがないまま、不運にも彼らの手に落ちた人に対して際限なくわるさを働く。

ロバート・キャンベルは一七四七年にこう書いた。

この薬の術を学ぶにはただ次のことをするだけでよい。何冊かの本を知っておくこと。いくつかの警句とありふれた人間観察に精通すること。どこか金目当ての大学でラテン語の学位を買うこと。きれいな軽馬車に乗り込むこと。重々しく威厳のある顔つきを身に付けること。それから剣と長いかつらも。そうすれば医師はその名にふさわしく繁盛する。こましゃくれの気取り屋は先生と呼ばれるようになる。そして彼を信じて健康を預ける人の数だけ、殺しのライセンスを得る。(22)

しかし、医学の専門家にも褒めるところがある。同じ階級の中にもつねに裏切り者や反逆者がいたのだ。一八〇五年に、『エディンバラ内科外科ジャーナル』の編集者が、医学という学問に少しでも確実さがあるのかを問い、懸念として「医学の世界には無知によって図々しさと大胆さを得ている人の集団がずっと氾濫していた」と表明している。(23)『ランセット』の編集長のトマス・ウェイクリーは、一八二五年に次のように惜しみなく認めた。

患者が医学的治療に満足しているなら、それがどんな治療だったとしても、患者の無知が証明されたにすぎない。病院にいる患者の中には適切に治療できる患者もいる。そのことは否定しない。しかし殺される患者もいるということを、我々は同じくらい明らかに断言する。(24)

もうひとりの医師が一八四八年に『ダブリン・メディカル・プレス』に書いた文章がある。署名は「ホモ・スム、医師」※15としか書いていない。医学の専門家の特徴はこうだと言う。

※14　『エセー（四）』、318ページ。
※15　ホモ・スムはラテン語で「私は人間である」。

精神的肥満、夕飯を求めるへつらい、ひとりよがりの虚栄、重要性を証拠もなく決めつけること、恥じるべきアイルランド流のプライド、不適切な関心を持つこと、嫉妬、頑迷で盲目的で自殺的なのぼせ上がり。(25)

『医学の黒魔術』(26)という小冊子が、アメリカ医師会の副代表だったジョン・ジャクソンの遺作として一八八〇年に出版された。ジャクソンはそこで、かつての医師たちが、死者の頭蓋に生えた苔やクジャクの糞の白いほうの端といった特効薬の使いかたを、現代のほとんどの医師には及びもつかないほどよく知っていたと言っている。現代の医師は、同じものは使わないにしても、違う名前で魔術を使っているという点では同じである。ジャクソンはそれを人間の本性だと考えた。人間は最もだまされやすい動物であり、そのことを利用する誘惑は強すぎるのだという。

医学の愚挙をジョークにしたものは、素人が発言した場合と専門家が言った場合では違った意味を持つ。素人が言った場合の目的は、医師の肥大したイメージを分相応のものにし、医学の魔術から神秘を取り除くことにある。専門家が言った場合には、その軽率なふるまいは医者なりの私的なユーモアの一部であり、医師の仕事の重圧に向き合うために冷笑的な態度をとる防御機構の一種である。一八八九年に、イギリス医師会の会長が医者の恥部を衆目にさらした際には、『地方医療ジャーナル』の編集者から厳しい叱責を受けた。(27)ただし、その社説は、イギリス医師会には民間医療を担う機能があるという文脈でひとつの逸話を挙げていて、その逸話は同業者から大いに好評を博した。その逸話というのはこうだ。ある貴婦人が、有名な医師の家で開かれたパーティーに参加して、来客に紹介された。そして「魅力的な女性の特権によって」来客に「あなたは若い医師とお見受けしますが?」と質問した。来客は「はい」と答えた。「なるほど、では人を大いに傷付けた経験はまだ浅いのですね」(笑)。この冗談を私的に面白がるなら、その危険性は無害化される。『地方医療ジャーナル』の編集者が心配したのは、この女性がイギリス医師会長の広く知られた発言に感化されてその生意気な発言を思いついたのではないかということだった。

法医学会が一九〇八年の集会にジョージ・バーナード・ショーを招いて、「医学の専門家に対する社会主義的批判」の題で挨拶をさせたのはマゾヒズムのなせるわざだったに違いない。(28) ショーは医師が病気の人に金銭的な関心を持つとして、医師を商人にたとえた。ひとたび「治す商売」が始まれば、医師は「最大のぺてん師」に変わる。「医師はどうしようもなく患者に依存しているので、はやりのまじないには何にでも媚びへつらい、すべて実行する」。ショーは聴衆をうるさく非難し続けた。病気とも言えないものを発明すること、人をだますような統計を使うことを責め、医師には普通の人の自由を押さえつける権利があるという主張は傲慢だと言った。そんな権利はどんな私人にも認められることなどあるはずがないのに。聴衆は喜びにうち震えた。応答した話者は、ショー氏の「素晴らしい」挨拶を讃え、その内容全体に同意を示した。サー・クリフォード・オールバット、当時の医師の代弁者として最も著名な人物は、こう言った。

我々はみなミスター・バーナード・ショーに同意せざるをえない。彼は剣を抜き、間違いなく急所まで切り込んだ。その急所には大いに真実が見出される。しかも彼の指摘は我々の職業に対して十分に敬意あるものだった。そのことを我々は認めねばならないと思う。

この世代の医師の敬意と紳士的な態度を、我々の時代のヒステリックな爆発と比べてみてほしい。イリッチのような素人が、果敢にも現代医学の方向性についてひとつかふたつの質問を投げかけたときの様子はどうだろう。ショーは医学についての考えを「医師についての序文」に記し、戯曲『医者のジレンマ』の序文として一九一一年に出版した。ショー自身の健康哲学は次の文に要約されている。

十二．いつまでも生きようとするな。失敗するに決まっている。
十三．諸君の健康を擦り切れてしまうまで使い果たせ。それが健康の意義なのだ。持っているものを死ぬまでに使い切ってしまえ。そして生き残るな。
十四．五体満足に生まれて健やかに育つことに最大の注意を払え。※16

ショーの思考はピンダロス（紀元前五二二年－四四三年）※17のこだまにすぎない。「けっして、愛しい魂よ、不死の生を／追求するな。むしろなし得る手だてを尽くすがよい」※18（「ピュティア祝勝歌集」）。

過去と現代の医学を比較すると、主な違いは専門職と商取引の違いである。前者は人間的な伝統の中で受け継がれてきた役割である。後者は医療産業複合体であり、金銭的利益と政治的意図によって支配されている。この変容は一九六〇年代から一九七〇年代の間に起こった。変化は非常にゆっくりとしたものだったので、イリッチのように鋭敏な少数の観察者しか気付くことがなかった。

4. 売りに出される健康

19世紀まで、consume（消費）という語は主に「破壊」「無駄遣い」といった意味合いを伴って使われていた。結核は別名consumptionと呼ばれていた。つまり体力を無駄遣いさせる病気ということだ。その後、経済学は奇妙な理論を発明し、それが広く受け入れられるようになった。経済学の理論によれば、健全な経済の基礎は財の消費（つまり、無駄遣い）が増え続けることだという。この原理は資本主義社会において「健康そのもの」にも当てはめられた。「健康」は取引可能な消費財になった。製品はセールスマンのレトリックに包装されて「消費者」に「届けられる」。医者稼業の専門用語では、医師は「健康を届けるチーム」として働く。医師が牛乳配達員と違うのは、手に触れられる商品以上に約束を商品として届けている点である。伝統的に、医師は必要なときに「呼ばれた（called in）」。今でも往診をしている医師は実際にいる。現代の医師が「オンコール（on call）」であるとは、患者から手短な通知があれば呼び出されることができる状態だという意味だ。しかし状況は変わりつつある。医師のほうが招待状を送って人を呼び出すことが増えてきている。健康な人々が「健康診断」や「スクリーニング」のために診療所に出向くように言われる。彼らの電子化された記録は彼らが「正常」であることを示している。呼ばれたときに行かないことは「非遵守」であり、無謀さや無責任さの徴候とみなされる。

※16 『医師のジレンマ：バーナード・ショーの医療論』中西勉訳（丸善）、159ページ。
※17 ピンダロスの生没年は諸説あり。
※18 『祝勝歌集／断片選』内田次信訳（西洋古典叢書）、137ページ。スラッシュは改行を示す。

新しい商品に興味を引くためには、宣伝をして潜在消費者にどうしてもその商品がなくては生きていけないと信じさせることが重要だ。たとえ今に至るまでその必要に気付いていなかったとしても。「健康」の例で言えば、その仕事は難しくない。誰でも健康は必要だ。セールスマンのおしゃべりは生命保険のセールスのマニュアルからそのまま持ってくればいい。「この検査で1年に100万人の命が救われているのです」「若い母親が愛する子供たちを残して逝ってしまうことを想像してください。母親がただ愚かで、この簡単ながん予防検査を受けなかっただけのことで」「この写真を見てください。苦痛の中で死んでいく人たちです。こんなふうになりたいですか？」といった具合に。「健康」という商品は、目に見えないぶん売りやすい。そして健康は誰にとってもかけがえのないものだから、どんな対価を要求してもよい。ひとたび誰もが健康を欲しがるようになれば、需要に応えているという理屈によって、健康製造業は守られる。健康製造業者は、市場が消費者によって生まれるというフィクションを維持することを好む。しかし実際は、健康市場は洗練された宣伝技術と独占状態の相乗効果で消費者の移り気に対応し、それによって安定した収入を得ている。

健康サービスがますます複雑になるにつれて、医師と患者の間に第三者が割って入る。健康管理者というのがそれだ。管理者はテクノロジーの導入、マーケティング、宣伝を管理する。それによって新たな市場が創出される。健康管理者はまさに寄生虫であり、自分では何事も生み出すことなく利益の配分にありつく。健康製造業者と管理者のあいだには親密な協力関係が発達する。国家が関与することもしないこともある。その点は政治システムが「福祉」国家なのか放任主義経済なのかという違いによる。一九八六年には、アメリカの病院の12％が、病院のネットワークを利潤のために運営する4社の大企業の支配下にあった。[29]

マルク・ルノーは、健康のために無数の製品やサービスを消費して果てしなく健康を追い求めることが「公衆の健康に資する以上に、それを資本に変える企業の利益となる」[30]ことを見抜いていた。バースキーは、アメリカで運動が熱狂的に流行している中で、ジョギングをする人は3千万人から4千万人ほどいると見積もった。その人たちは、潜在的消費者として、デザイナーの手による鉢巻き、ナイロンのランニングスーツ、ポリプロピレンの下着、走った距離を測る歩数計、家の鍵を留めておくための特別なリストバンド、心拍数を測れるデジタルストップウォッチ、夜に走るときのために光を反射する装備を買う可能性がある。ジョギング用の靴だけでも何十億ドルという市場になる。スポーツ用品産業は全体として年間１２０億ドルほどの売上を持つ。栄養士は1時間あたり40ドルを取って、「食事を計画する」助けを、それだけの金を出せる人のために提供する。年間１００億ドルほどが減量のために費やされている（サプリメントの錠剤、本、スポーツクラブ、特別な食品）。バースキーが指摘するように、「不健康な関心が健康な利益を生み出す」[31]。

マクナイトは、急成長する健康産業の背後にある真の「ニーズ」は、専門家自身のニーズであると示唆した。つまり収入のニーズ、成長のニーズ、顧客のニーズ、必要とされることのニーズである。[32]同じことはもちろん、管理する立場の官僚主義にも当てはまる。

健康な人にまで「ヘルスケア」を広げるためのセールストークは比較的たやすい。こうだ。健康だと感じていることと健康であることは同じではない。健康な人はその違いを納得しなければならない。そうしなければ一生にわたって自分たちがいかに悪い状態かに気付くことなく過ごすことになってしまう。このように言えば、健康だったはずの消費者は恐怖に駆られて、健康という輪の外で行列に並び始め、輪の中に入れてもらう権利を求める（なぜなら彼らが言われるがまま信じているように、健康とは人から奪うことのできない権利だから）。ひとたびそうなれば、健康製造業者はいくらかの根拠をもって、自分たちは需要に応えるべく最善を尽くしていると主張することができる。ただ残念ながら、求められている消費財（ここでは健康）が不足しているために、値段を上げなければならないのだと。こうして医学的ケアの費用が増えつづけるスパイラルができる。しかし業者は不思議な言い訳をする。費用が増えてもある程度は仕方ないのだと。なぜなら、費用をかけたケアの存在理由は病気予防によって出費を抑えるためだからだ。だからこそ健康産業はすべての人に健康を届けようとするのである。人々がそれを必要としていようといまいと。

5．「先制的」医療

古いスタイルの医師の仕事は、主に病人の手当てであった。そこに急激な変化が訪れ、「先制的」医療という新しいスタイルが最近20年の間に現れた。この2種類の手段は相反するものではないと思えるかもしれない。治す医学と防ぐ医学はいつも医学の実践の重要な部分だったのだから。しかし、先制的医学は伝統的予防医学と同じではない。伝統的予防医学は、主に特定の病気に対する予防接種や、きれいな水の供給を維持して感染の拡散を減らすこと、屠殺場の点検、食品流通路の管理などに限られていた。対して先制的医療は、目に見える病気の原因を管理するよりもむしろ、個人が持ついわゆる「多因子」疾患の将来のリスクについて確率論的推測にふける。そして顧客に約束することはこうだ。もし彼らが危険因子を定期的に評価し、「健康的な生活習慣」と呼ばれる複雑なルールに従うことで適切に危険因子を変えてしまえば、すべての病気とは言わないまでもほとんどの病気は予防できるか、少なくともその発症をほとんど無限に先延ばしすることができる、と。先制的医療の魅力は、暗に（ときには明示して）国家の医療費を莫大に節約し、平均寿命をかつてないほど伸ばすことができると約束する点にある。

伝統的予防医学から先制的医療への移行は、経験的・実践的方法から理論的・空想的方法へのジャンプである。定期的に健康診断をして「危険因子」を見つけ出すことは、定期的に信仰告白を行うことにたとえてよい。免罪してもらえるかどうかは懺悔にかかっているという点でも。この移行を助けてきたのは「予防」という用語のあいまいさである。ある意味では、「予防」は悪い結果よりは良いものだ。しかし先制的医療の文脈で「予防」という言葉が使われたとき、それはただ予防を約束することをしか意味しない。

ある家庭医は、最近はやりの先制的ケアというものについて不安に思うことを『ブリティッシュ・メディカル・ジャーナル』の読者に漏らした。[33] その医師は、新しい種類の医療を、軍隊を効果的に動かすことにたとえた。そこでは個人はもはや存在せず、代わりに軍隊がある。軍隊は軍事的任務を遂行するために良好な状態でなければならない。すべての兵士は健康だが、医師はひとりひとりの兵士の装備に規定どおりの健康的な食品と予防医学が詰め込まれていることを保証しなければならない。誰もが定期的な健康診断を受ける。その医師は、こんな医療は伝統的な医師とはまったく違った心の持ちようによってしかなされえないと信じていた。伝統的な医師は、患者が怖いと言い症状があると言うのを聞いて、その複雑なメッセージから意味を引き出そうとするものだ。そうした仕事のためには「先制的」チェックリストを忘れて、代わりに患者の思考と気分に細心の注意を払う必要がある。

先制的医療は先を見越した医療と同義であり、健康の「維持」（maintenance）とも同義である。健康の維持という用語は自動車のメンテナンスからの類推として発明された。アメリカの医療経済学者のデイル・トゥシングは、ダブリン大学での講義で、人間たるものは健康の維持とチェックをルールにするべきであると唱えた。自動車のように「1万マイル走行ごとに身体診察、2万5千マイル走行ごとに予防接種、6万5千マイル走行ごとに子宮頸がんの検査」など。経済学者として、トゥシングはこうやって病気は予防できるのであり、医療費は大幅に減らせるのだと、[34]ナイーブに信じていた。リチャード・アッシャーがかつて言ったように、自動車と人体の唯一の類似点は、自動車のデザインに何か深刻な間違いがあった場合、メーカーに送り返すことができるということだ。医療記者のキャサリン・ホワイトホーンは、医療経済学者ではなかったが、その代わり常識的だった。「いま人々を死に至らしめている病気から人々を救ったとする。そうすれば彼らはいずれ違うことで死ぬ。長引くほどコストはかかる」[35]。

先制的ケアが実質的に意味することはたとえば、20歳から70歳で低リスクの健康な女性に対する予防的ケアの公的ガイドラインからも読み取れる。アメリカ内科学会によれば、この女性は毎年医師のもとで278種の検査、試験とカウンセリングを受けるべきとされる。これは健康な女性に対する推奨であって、20歳未満の女性と70歳を超えた女性に対する先制的ケアを含んでいないことに注意してほしい。

「古い」公衆衛生は自然科学の発見と技術工学に基づいていたが、新しい「公衆衛生」は、その名前こそ引き継いでいるものの、科学とはほとんど関係がない。反対に、「公衆衛生」は、ノーベル賞受賞者のアーヴィング・ラングミュアが言う「病的科学」に特有の性質を示している。[36]「公衆衛生」は質の高い証拠を採用するのではなく、先に決まっている結論と整合する証拠を採用する。「公衆衛生」の証拠のほとんどすべてが、あらかじめ決まった枠組みに巻き込まれた統計的議論に基づいている。

予定された結論にとって「有害な」証拠を抑えつける働きの典型的な例として、多相スクリーニング[※19]に対するイギリスで唯一のランダム化対照試験がある。この試験はサウス・ロンドンにある2か所の大規模施設で行われた。試験を主導したのは当時イギリスで最も尊敬されていた疫学者のひとりであるウォルター・ホランドだった。[37] 試験の結果、スクリーニング群が得られる利益は示されなかった。報告の著者らはこう結論している。

スクリーニングはいかなる形態においても、多相スクリーニングを含め、証明しうる健康上の利益に基づいて判断されなければならない。これらの対照試験の結果が死亡率または有病率において何らの有益な効果も示すことができなかったのだから、中齢人口を対象とした家庭医療による多相スクリーニングの使用はもはや、科学・倫理・経済に基づけば望ましい公衆衛生上の手段とは言えないと我々は信じる。

わかりやすい言葉によるフェアで実直な要約だが、スクリーニングの教科書や政府刊行物や関連する疫学論文でこの研究が言及されていないところを見ると、専門家でさえこの試験に気付いていなかったようだ。反対に、政府は家庭医をそそのかして健康スクリーニングの枠組みに参加させ、国家の代理人とするために、金銭的動機付けを（公共の財源によって）使っている。

※19　スクリーニングとは、ここでは健康な人の集団から隠れた病気を見つけ出すために多数の人に対して行われる検査のこと。

さらに、病気のスクリーニングは今のところ倫理ガイドラインからはおおむね免除されている。なぜなら多くの医師はスクリーニングを良いものと信じており、主治医を信じる大衆も、まだ医師の誠意を疑っていないからだ。人々は（そして彼らの雇用者は）喜んで268ポンドを支払い、イギリス予防協会連合（BUPA）のスクリーニングはすべて受け、何の疑問も差し挟まない。あるいは国民保健サービス（NHS）の施設が割引で保険外のスクリーニングプログラムを打ち出しているので、NHSにお金を出したくなる人もいるかもしれない。自分は病気だと信じ込んでいる人が少しでも残っているなら、保険外の診療所と研究所が待ち構えている。こうした平凡な患者たちが家庭医の医院に行けば、好むと好まざるとにかかわらずスクリーニングされる。なぜなら医師たちにスクリーニングの人数が割り当てられていて、人数を満たせばボーナスが出るからだ。だまされた政治家たちは、人類の恩人と思われたいのに加えて、本当にスクリーニングがお金の節約になると信じている。浮いたお金は予算の足りない公共サービスや軍隊や警察のために使えるかもしれない。

スクリーニングで何を見つけようとするかは問題ではない。がんでもいいし、コレステロールでも、エイズでも、アルコール依存症でもいい。何だろうと、予防は治療に勝るのではないか？　お母さんに教わっただろう？　スクリーニングは概して健康な人をもっと健康にすることを目的とする。その倫理について尋ねることは、あまのじゃくとは言わないまでも、余計なことに決まっているようだ。スクリーニングが時流に乗ってもうかる商売になっていることは偶然の現象にすぎない。地上にもまれには善行が報われることがあるという例だ。

この話には落とし穴がある。どこだろう？　複雑な問題にはいつも単純な解決がある。そして単純な解決はいつも間違っている。我々は実に多くの病気の獲物となるのだから、より多くの病気をスクリーニングするほど良い。女性だけをスクリーニングしても大した意味がない。まれな病気、つまり子宮頸がんのようなものだけでは足りない。高血圧もやろう。それから糖尿病と、緑内障と、トキソプラズマ症、冠動脈疾患の危険因子、卵巣がん、肺がん、乳がん、胃がん、前立腺がん、悪性黒色腫、精巣がん……。もちろん、スクリーニングはこまめに繰り返すほど、何か悪いものを見つけやすくなる。今まで何も出たことがないって？　いい子だね、乳がんの自己検診はちゃんと続けるんだよ。スクリーニングは生と死の問題に心を素晴らしく集中させてくれる。聖職者たちはかつてそれを「メメント・モリ（死を想え）」と呼んだ。

欧州評議会の専門家委員会によれば、予防のためのスクリーニングは、患者の状態によって適否を選ばずに行うことができ、「対象集団の健康に直接有益に貢献することを目的とし、またその成果を（言葉に出しても出さなくても）保証する」という。「保証」という言葉に注意してほしい。そんな保証が本当にあるだろうか？　対象となる個人に対して、本当に直接有益に貢献するだろうか？

スクリーニングに呼ばれた人には、利益の約束のほかに、何か有害な効果が現れる可能性について完全に開示してもらう権利があるのではないだろうか？　医師がもし率直に事実を認めたらどうなるだろう？たとえば最近のスウェーデンの研究によれば、マンモグラフィを受けた女性のうち年間で6万5千人に1人しか利益を得ることがないといった事実を。そうしたら医師は、うろたえた女性に「先生、ご冗談でしょう」と言われて言葉に詰まるかもしれない。

検査をすればするほど、病気がないのに陽性という間違った結果が出ることは多くなる。とどのつまり、我々が正常なのは、何かが異常だという結果が出るまで徹底的に検査をしていないからにすぎない。結果として人は不安になる。診断のために、さらに検査をする。検査はいつも無害とは限らない。ときには間違った検査結果を信じて必要のない手術をする。健康だったはずの大勢の人が巻き込まれる。幸運を拾う人が少しはいるかもしれないが、潜在的な利益を害が上回ってもおかしくない。もし医師が健康な顧客にそうした害の可能性を知らせていなければ、訴えられるリスクは覚悟しておくべきだろう。しかし、もしそんなことを認めてしまえばどうなるだろう。スクリーニング検査のいくつかはあまり正確でもなく、探している病気が見つかって治療してもあまり成功は期待できず、医師自身はスクリーニングを受けていないと認めてしまえば、候補者はスクリーニングを受けたくなくなるだけでは済まないかもしれない。医師が真実を告げて、医師の配偶者は自分のコレステロールの数値を知らないし、家族は便潜血検査を6か月ごとにしてもいないとわかれば、患者は自分がその検査をしてもらおうと必死にはならないかもしれない。

スクリーニングには通常の倫理が当てはまらない。患者がかかりつけの医院のドアを叩いて「助けて！」と叫ぶときと、医師が道で歩いている人に声をかけて最新の検査に招き、何か悪い病気を防ごうとする状況は同じではない。前者の場合に医師は通常の医療を実践する。患者に何が起こっているのかはわからないかもしれない。治療する手段もないかもしれない。しかしそのかわいそうなお嬢さんだか小僧だかはひどく困っているのであり、ほかに行くところが（町外れの鍼師以外には）ないのだ。医師は患者を慰め、希望と安心を与え、丁重に扱う（ときにはインフォームドコンセントも取るであろう）。医師は最善の結果を願う。患者のほとんどは快方に向かう。医師は何も約束したわけではない。対してスクリーニングの状況では、医師は問題を求めている。利益の保証がないのに客を引いている。そして物事は悪い方向に動くかもしれない。顧客は、医師に会うまでは健康だったわけだが、健康を害されたことで「金を返せ」と法廷で言うことになるかもしれない。にっちもさっちもいかない状況である。もし医師が子宮頸部細胞診で軽度異常があった女性を家に帰してしまい、その女性が子宮頸がんになったら、医師には弁護士から連絡が来るかもしれない。その一方で、医師が患者の10％をコルポスコピー[※20]といろいろな苦しい「治療」に送っていると、患者は医師が膣鏡を適当に見ているのではないかと考え、次には来なくなるかもしれない。「患者が検査してほしいと言ってきたのだ」という議論は長くはもたないだろう。その需要は医学の専門家が発する偽りの約束によって作り出されたものなのだから。

6. 健康への不健康な執着

いかがわしい評判をちょっとでも立てられた食べ物、飲み物、喫煙物なら、すべて忌避してしまう人たちがいるのである。健康のための代価で、手に入るのは健康だけなのだが、奇妙な話だ。乳の出なくなった雌牛に全財産を支払うようなものではないか。[※21]（マーク・トウェイン）

マーク・トウェインの時代でさえ、健康の救世主に事欠くことはなかったようだ。しかしその救世主た

※20 コルポスコピーは子宮頸部をカメラで観察する検査。
※21 カリフォルニア大学マーク・トウェインプロジェクト編『マーク・トウェイン完全なる自伝 Volume 1』和栗了＋市川博彬＋永原誠＋山本祐子＋浜本隆三訳（柏書房）、418ページ。

ちは道ゆく人々からお節介な変人と見られ、嘲笑の餌食となった。

シルヴェスター・グラハムというボストンの健康きちがいは、禁酒と穀物のヌカと貞操の重要さを説いた。グラハムを信じる人たちは、やせて病弱そうな見た目をしていたので、地元では「ヌカとおがくずの病理学会」と呼ばれていた。最近ではグラハムのメッセージは木箱の演台から説教されることがなくなり、代わって政府の公的チャンネルから伝えられるようになった。健康をめぐる狂奔をいち早く診断したひとりであるルイ・トマスは、そうした変化を20年ほど前に感知していた。『ニューイングランド医学雑誌』の記事で[38]、トマスはアメリカが最近健康と健康的な食べ物に没頭していることが不健康な強迫観念だと指摘した。その強迫観念こそが全国民を、健康なのに病気に違いないと心配する人々に変えている。心配になった人々は、医学の専門家が欠かさず監視していなければ、人間の体はばらばらに崩壊してしまうのだと信じている。同じジャーナルで、レオン・ホワイト博士は医師に大衆の健康意識を高めることを求め、「生活習慣がこの国の主要な健康上の危険になった」ことを知らしめるべきだと主張した。[39] つまり生活とは危険でほぼ確実に死に至る病気だと言っているのに近い。新しい医学の専門分野が確立されるのも時間の問題だと思えるかもしれない。つまり健康生活習慣学とでも呼ぶべきコンサルタントであり、正しい生活習慣について助言する専門分野だ。

バースキーは『不安な病人』[40]の中で、アメリカ人のうち自分の健康状態に満足している人は半分しかいないこと、またその割合は減りつつあることを記している。食事療法は強い強迫観念となった。アメリカ人は「健康的な」ものを食べて加齢を遅らせ、免疫系を強化し、性機能を高め、独創性を増すように促される。ほとんどすべてのアメリカ人（96％）が、体の何かを変えたいと言っている。特に食事療法に取り憑かれているのは中流とその少し上の階級である。ホワイトハウスの健康狂は誰もが見習うべきものと考えられるに至った。アメリカの大統領がイメージをよくするためには、ジョギングしているところを見られることと、妻がホワイトハウスに灰皿を置くことを禁止することが大切だ。ほかの国の政治家もこの十字軍に加わりつつある。たとえば、イギリスの厚生大臣のヴァージニア・ボトムリーはコーヒー休憩でビスケットを食べることを禁止した（代わりに果物を食べるように決めた）。ボトムリーは、自分が週に2日は飲酒しないことを公衆に知らせた。キース・ボツフォードは、『インディペンデント』誌の記事でアメリカの風景をこのように描写した。

アメリカ人は本当に常に不死のことを考えている状態だ。彼らは自分たちがもともと憲法で不死になる権利を与えられていると考えているようだ。タバコ恐怖症には能動喫煙、受動喫煙、非限定過去喫煙（引用ママ）の恐怖症がある。ほかにも病気恐怖症、薬剤恐怖症、銃恐怖症、それからもちろん発がん性物質恐怖症がある。(41)

こうした現象は世界的な陰謀によって画策されているわけではない。むしろこれは結果が原因を強化するサイクルの産物なのであって、大衆が死の恐怖に駆られれば健康づくり論者が利得と権力を得ようとするせいだ。子供だましの滅菌されたテレビ番組、検閲された文化と半可通に味付けされたつまらない食事、そういったもので育った単細胞な考えは新しいライフスタイルの福音をもたらす肥沃な大地となる。

アメリカの社会学者のレネー・フォックスは、健康で頭がいっぱいになる現象がこんなに増大していることは、医学の専門家のせいとしか説明できないと主張している。その背景として、人間は健康という概念を「ものごとの個人的、社会的、また世界的に理想的な状態を指す約束事」(42)として使う必要がある。かつて医学と魔術的宗教的儀式はひとつの世界観の中に溶け込んでいた。その体系は健康、病気、強さ、多産、不死を説明した。こうしたものはすべて超自然的に与えられるものだとされた。現代社会において、医学はおおむね宗教から切り離されているが、健康は宗教的な面を残している。むしろ擬似宗教的、形而上学的、神話的記号体系と言ったほうがいいかもしれない。たとえばリック・カールソンは『医学の終わり』という本でこう書いている。

我々は健康とは何かをまだ理解していない（……）しかしこの先何十年かのうちに我々の理解は深まるだろう。そのとき健康と正しい生きかたの追求が可能になるだろう。ただし、安全に住める環境が作られ、社会秩序が楽しみを抑圧するよりも健康を養うように変われば。さもなければ、我々は病気で自立できない人たちのままだろう。医学の終わりは健康の終わりではなく始まりである。(43)

フォックスはカールソンを、脱医療化に向かう動きの例として引用している。脱医療化とは生活を専門的医学のものにすることの逆だ。しかし、イリッチが指摘しているように、この「自助」活動もまた、医療従事者のもうひとつのグループが考え出したものにすぎない。イリッチは一九六五年から一九七五年にかけて「いかにして自分自身を患者として看護するかを教える」※22本はアメリカだけで2、700タイトル出版されたとしている。「標準」医療と「代替」医療のどちらを取るにしても、奴隷はただ花で飾られた自分の鎖を崇拝しているにすぎない。

死にかけの世紀と死にかけの文化が、死に逆らう戦争に夢中になっている。クリストファー・ラッシュは『ナルシシズムの文化』[※23]の中で、西洋社会のパラドックスを分析した。そのパラドックスは特にアメリカで見られる。期待が小さくなった時代、すなわち未来への希望が細っていく時代には、何らかの儀式を守っていれば「健康」なままでいられるはずだという期待が強くなる。ラッシュによれば、このパラドックスの解はナルシシズムである。[(44)]過去からの歴史のつながりが失われ、自分の子供たちが祖先たちと同じように人並みの生活を追求する希望もなくなったとき、人間の命の深遠さは個人の一生の長さにまで急に縮む。個人の死は不正義となる。死は個人のただひとつの財産である生命を不当に没収する。だから、死と戦わなければならない。死を避け、やり過ごさなければならない。

延命運動の心理学的由来も着想も病的である。医学の救いに対する信仰も迷信じみている。これらの点から見て、この運動は、未来がないと信じている文化の不安を、独特の形であらわしているものといえよう。[(45)][※24]

※22 『専門家時代の幻想』、48ページ。
※23 邦題『ナルシシズムの時代』石川弘義訳（ナツメ社）。
※24 『ナルシシズムの時代』、３０９ページ。

ジョン・スチュアート・ミルは、「宗教の功利性」の中で次のように考察している。

本性的にも一般的にも、現在の生を引き延ばし、死後の生を熱心に望む人は幸福な人ではない。そうするのは幸福でなかった人である。(46)※25

若さ、健康、美に対する自己愛的崇拝は、健康づくり論者によって説かれ、高齢化する集団の中で罪と不安の感情を増大させる。人々は魔法の鏡に「あなたは美しい」「あなたは必要とされている」と言ってもらうためには何でも支払うだろう。

健康の聖杯の探求は、健康が幸福に等しいという誤った信念によって駆動される。ニューエイジの追随者は食べ物から脂肪を減らすこと、便の量を増やすこと、フィットネスバイクを買うことを熱心に勧められる。苦痛も愛もなく、困難も絶望もなく、犠牲も涙もなく過ごすべきだ。いわれのない暴力、テロリズム、犯罪が増加していることについて、憂国の士はこの社会的不安の原因に対抗することを語る。同じように、健康づくり論者は「水浸しの床をモップで拭きつづけても、蛇口を閉めなければ意味がない」と言う。そして「川で溺れている人をみな引き上げるのではなく、彼らを川に投げ込んだ者を見つけたほうがよい」と言う。こうした隠喩には何も間違ったところはない。ただ川とは何か、溺れる人々とは、命を救う人とは誰かが明らかでないことを除いては。人の命を救うことは尊い行いだ。たとえば、有名なセントバーナード犬のバリーは、今はベルン自然史博物館で剝製となって展示されているが、42人の命を救った。この人数は私が知る限りのどんな健康づくり論者より多い。

ウェルギリウスは「彼は健康を維持しようと努力することによって健康を損なっている」と考えた。しかし健康づくり論者はウェルギリウスなど読まない。健康づくり論者に、ルクレティウスの『物の本質について』について質問してみるとよい。ラブレーの『ガルガンチュア』、モンテーニュの『エセー』、セルバンテスの『ドン・キホーテ』、ヴェルレーヌの詩、ロートレアモン伯爵の叛逆、ベケットの憐れみの心、いずれも健康づくり論者の読書リストには入っていない。せいぜい彼らはあなたの顔をまじまじと見つめるだけだ。悪くすると、あなたのコレステロール値を測ろうとするかもしれない。

7. 「積極的健康」とその推進運動

一九二六年に、アメリカ医師会長のウェンデル・フィリップスはこう宣言した。

医師は「患者」という言葉に新しい意義を与えなければならない。ものごとの新しい秩序のために、病める人も健やかなる人も、医師のリストに記録されなければならないし、実際にそうなるであろう。

健やかであるだけでは足りないらしい。

※25 『宗教をめぐる三つのエッセイ』ヘレン・テイラー編、大久保正健訳（勁草書房）、96ページ。

我々の住民たちには、一生にわたっておおむね良好な健康までしか考えない者があまりに多い。日々の義務を遂げることができるとはいえ、そうしたおおむね良好な人間らは完璧な健康が満ち溢れることとやその幸福を決して知ることがない。したがって、未来の医学の実践者が目指すべきひとつのゴールは、溢れんばかりの健康を獲得し維持することである。それはすべての人間が持って生まれた権利である。溢れるほど優れた健康の平均水準を高めることは、個人の幸福の平均水準を高めることを意味する。また安楽、便利さ、経済的価値を。超人は超健康なしには決して実現しない。[47]

この示唆に富んだくだりは、70年近くも前に書かれたものだが、驚くほど現代的に見える。ここには現代の健康づくりのレトリックを構成する要素がすべて詰まっている。健康は病気がない以上のことでなければならない。健康は溢れんばかりの健康でなければならない。超健康。健康とは幸福であり、幸福とは健康である。すべての健康な人はつねに監視下に置かれなければならない。そして「個人の経済的価値」に言及することも忘れないし、誰もが超健康を得る「持って生まれた権利」というナンセンスも省かない。超人思想はいかにもアメリカ的である。医学の機能とは、人々を経済的に便利で幸福なロボットに変えることだったのだろうか？

フィリップスの超健康思想は一九四六年の世界保健機関（ＷＨＯ）憲章に組み込まれた。ＷＨＯ憲章では、健康は「病気や虚弱さがないだけでは足りない」のであり、「身体的、精神的、社会的に完璧に良好な状態」だと定義される。そういう種類の感情には、普通の人ならオーガズムの時間かドラッグでハイになったときに少しだけ到達するかもしれない。

一九七五年に、WHO事務局長のハルフダン・マーラー博士が、WHOの地域委員会で演説し、演説の題を「二〇〇〇年までにすべての人に健康を！」とした（感嘆符はマーラーによる）。マーラーは現実的になる必要を認めた。なぜなら「世界の住民が妥当な水準の健康を全員平等に分配されるまでに、もう一世代の時間がかかるだろう」から（強調は引用者）。このスピーチの最後に、マーラーは自身が「二〇〇〇年までにこのゴールに到達できることを少しも疑っていない」ことを告白した。[48]「二〇〇〇年までにすべての人に健康を」という人目を引く題名は以後、一九七七年の世界保健総会で目標として採用された。

誰でも病気の人は、あるいは言葉は悪いが死の床にある人、積極的健康というWHOが決めたものの多幸感を味わったことのない人は、この目標を台無しにしてしまうだろう。認知症で忘却の中に漂っている老人、トウがたった未婚女性、捨てられた恋人、人生を棒に振ったギャンブラー、溺死した漁師の未亡人、暴力の被害者、監禁された狂人もまたその夢をぶち壊しにする。キリスト教徒は未来を限りなく楽観するものだが、そんなキリスト教徒でさえもっと現実的に、完璧な幸福の約束は死後の生にまで先延ばしにしてきた。

一九七八年に、アルマ・アタのレーニン宮殿で、WHOは134か国の代表者を集めた。代表者たちは全会一致でアルマ・アタ宣言を採択した。アルマ・アタ宣言は、WHOの健康の定義を再確認し、そのような健康が「基本的人権」だと宣言した。代表者たちは主催のミスター・レオニード・ブレジネフのメッセージに喝采した。ブレジネフは「国民の健康問題は一貫して共産党とソビエト国の活動の最前線である」と強調したのだった。(49) 代表者たちは、その中に独裁者ベイビー・ドクのハイチ、イディ・アミンのウガンダ、皇帝ボカサ1世の中央アフリカ共和国、※26 そのほか何十という殺人政体や全体主義国家や軍事政権から来た代表者もいたわけだが、「二〇〇〇年までにすべての人に健康を」という目標が達成可能だと確信していた。

一九八一年には、第34回世界保健総会が「二〇〇〇年までにすべての人に健康を実現するための世界戦略」を採択した。一九八三年には、世界保健デー(四月七日)のテーマが「二〇〇〇年までにすべての人に健康を:カウントダウンが始まった」とされた。どこかおかしなスローガンだ。「カウントダウン」は5年前にアルマ・アタで始まっていたはずだが。一九八六年、ハルフダン・マーラーはまだ楽観的だった。タイの王女を迎える挨拶で、マーラーは王女を讃えて言った。タイは「二〇〇〇年までにすべての人に健康をという目標が決してユートピアではないことを世界に示している」のだと。『アイリッシュ・タイムズ』の報道によれば、アイルランドでは、健康づくり論者のリーダーであり予防循環器学の教授でもある人物が、「二〇〇〇年までには、冠動脈疾患や脳卒中や呼吸器疾患や多くのがんといった、最も多くの人を死なせる病気が一掃されているだろう」(50) と発言した。この人物は自分の予防活動が「地上に住むすべての人のために世界を完璧にするための偉大な運動の小さな一部にすぎない。そうした運動によってのみ、神的状態に到達することを期待できる」(51) と考えていた。

一九八八年には、WHOのプレスリリースによると、WHOの40歳の誕生日を祝うためにマーラー先生が象徴的なプレゼントを受け取った。それはこういう「詩」だった。

人類の本当の
健康は必ずやってくる
新しい
千年紀とともに。
心に刻め
みんなの幸福を命じる天の声を
すべての人に健康を
すべては健康のために。

この型にとらわれない韻文のために公式のプレスリリースを打つことが許されたという事実は、WHO本部の純粋すぎて息もできない空気を示している。

「カウントダウン」についてはあまり多くを聞くことがなくなった。一九八〇年代には、人口1人あたりの健康支出は、アフリカの半分、ラテンアメリカの3分の2、アジアの3分の1ほどではむしろ落ち込んだ。[52] 一九九二年には、安全に飲める水がない人が120億人、栄養状態の悪い子供は3人に1人、予防接種で防げる病気で死ぬ子供は300万人いる。[53]

中嶋宏が一九九二年にWHOの事務局長に再選したことで、WHOの評判にはさらに疑いがかかることになった。[54] WHOは1,400人を雇用している。平均給与は税抜き15万ドルほどである。WHOが実

※26 中央アフリカ共和国はボカサによって一九七六年に中央アフリカ帝国と改称されている。

際のプログラムに2ドルを使うごとに、管理のために8ドルがかかる。そして驚くなかれ、WHOのジュネーブ事務所は毎年1億ページ以上の報告書を作成している！[55]

世界医師会事務総長のアンドレ・ウィナンは、一九八六年のウィーンの集会で、こうしたWHO夢物語が何か「正確さを旨として訓練されてきた医師には理解することも受け入れることもできない」[56]ものだと説明した。正確さをさほど旨としない訓練しか受けたことのない素人にも受け入れがたいだろう。ウィナンは、WHOの健康の定義をあいまいすぎ、単純すぎ、病気の意味を忘れさせるものとして退けた。ウィナンはまた、予防医学は治す医学の代わりではないことを指摘し、予防医学とは健康な人のぜいたくであり、医療サービスの無駄遣いであるとした。我々にその能力があるだろうか。より多くの慢性病や障害を抱える人を生かし、もっと多くの人が高齢まで生存できるようにするなら、加齢による病気に対処するために病院のベッドと医療サービスがもっと必要になることは避けられない。視覚、聴覚、心血管系、呼吸器系、筋骨格系、泌尿生殖器系、そして何よりも脳の病気が加齢にはつきものだ。

健康づくりについてのWHOの最初の会議はカナダのオタワで一九八六年に開かれ、「健康づくりのためのオタワ憲章」をもたらした。参加調印した国の中にはチャウシェスクのルーマニアをはじめとした共産主義独裁政権があった。アジアとアフリカの国は、ガーナとスーダンを例外として、参加しなかった。一九九三年のアムネスティ・インターナショナルの年次報告は、監獄や警察署で拷問を行なっていることで110か国の政府を非難している。しかしWHOの文書は、当然ながら、この欠点には決して言及しない。なぜなら拷問を後援している政府がWHOの健康宣言もまた後援しているのだから。

オタワ憲章の参加調印国は誓った。

国民を主たる健康資源として認める。経済的およびその他の方法によって国民を支持し、自身とその家族や友人を健康にしておくことを可能にする。健康と生活環境と正しい生きかたを伝えるためには地域社会が欠かせない代弁者であると認める。

参加調印国は、二〇〇〇年までにＷＨＯの「すべての人に健康を」という目標が現実になっているようにという願いを表明した。(57)

イギリス人は伝統的に寡黙な国民だ。逆境には上唇を結んで耐えるよう教えられている。世間の批判にはいさぎよく顔を上げて答え、ぶつぶつ不平をこぼすことはしない。だからたとえばアレク・ボーンの『未来のための健康』のような夢想家が見ている世界は、風変わりなものと受け取る。ボーンは病気がないだけでは健康とは言えないという考えを受け入れ、こう主張した。

我々は予防医学の思想を越えて進まなければならない（……）積極的健康を作り出すために捧げられた医学と衛生学に（……）道徳的な過ち、感情の無節制、神を感じる心の鈍さはすべて人類の最高の達成と発達を妨げる。協調した努力によって、より高い秩序に属する完全無欠の人間を作ることを目標とするべきだ。これは愚かな理想主義などではない。人類が友たる神に対する責任として必然的に到達するべきゴールなのだ。これは我々の運命を気高いものにする手段である。人類は創造主たる「神の似姿」でありつづけるように作られたのだ。(58)

しかし、イギリスの公衆衛生がアメリカの公衆衛生イデオロギーの支配的影響下に陥ったのは、両国で使われる健康づくりのレトリックが見分けのつかないものになってからだった。そのイデオロギーは、社会には先制的医療が必要だと当たり前のように前提し、個人のレベルと国民のレベルの両方を問題にする。だから我々の耳には「国民のコレステロール」「国民の食事」「国民のアルコール消費量」を変えるべきだという声が聞こえてくる。同時に、個人も生活習慣についてカウンセリングを受けるべきである。それから定期的に医学的スクリーニングも。アメリカもイギリスも公的な宗教はキリスト教だが、イエスが言ったことの中でも「医者を必要とするのは、丈夫な人ではなく病人である」（マタイによる福音書9：12）にだけは目をつぶったままだ。不可知論者※27のモンテーニュはもっと強い言葉で言っている。

お医者さん方は病気を支配するだけでは満足せず、健康をも病気にして、われわれを年がら年じゅう彼らの権威から逃れられないようにしようとする。(59)※28

アメリカ医師会健康教育部長のウィリアム・カーライオンは健康づくり論者を非難した。健康づくり論者は人間の幸福という名のキラキラした気まぐれな流行を追っている。そして人類のユートピアへのあこがれを医療の仕事にしてしまっている、と。(60) カーライオンの職業を考えれば、すでに引退していたか解雇されていたかだったとしても驚くにあたらなかったろう。カーライオンが心配したことは、予防接種や消毒や下水処理といった正当な予防医学が拡張され、WHOの定義による健康という、羊毛のように輪郭のはっきりしないものを目指すために、社会的・哲学的・霊的領域にまで及ぶことだった。こうした種類の「健康」は、健康づくり論者に白紙委任を与え、公私の生活のどんな領域にでも好きに割り込んでいくことを許してしまう。日常生活のものごと、習慣とか心構えとか性的指向とか信仰とか、それらすべてを健康づくり論者が問題にすることが正当になってしまう。I・K・ゾラが「健康主義と人の能力を奪う医療化」で記しているように、[61]健康づくり論者が唱える解決は一見客観的で、科学的で、技術的のようであり、その結論に至るまでのすべての過程は利他的な気遣いで覆われているのだが、本当の目的は医療の権力を増やすことだ。禁欲的な慣習、改宗者を探す情熱。満足そうな仕草は、新しく何かが禁止され、罰金や税金を課せられ、規制されるごとに現れる。ちょっとした楽しみが失われるごとに。こうした清教徒たちの残酷なまなざしは、「ひとりよがりで寛容さのないものであり、ファシズムに近い」ものだ。そしてそれはカーライオンの目には、来るべき何か忌まわしいものの前触れのように見えた。

『アメリカ健康づくりジャーナル』は健康づくりのさまざまな定義について議論した。「拡張された」定義はこのようなものだった。

健康づくりは、人々が生活習慣を変えて最適な健康の状態に向かうための科学と技術である。最適な健康とは、身体的・感情的・社会的・霊的・知的健康のバランスが取れた状態と定義される。[62]

健康づくり役人は、『健康教育ジャーナル』の説明によれば、「新しい分野の専門家であり、健康に対する社会的・経済的その他の障害に集中する」[63]。ここで言う障害の中には人種差別とか不寛容、偏見、敗者を侮辱すること、被害者非難などが含まれるので、健康づくり役人の仕事はたいそう手一杯になるだろう。

※27 不可知論とは、神が存在するかしないかを人は知りえないとする立場。ここではモンテーニュの懐疑的な態度を指す。
※28 『エセー（四）』、３１０－３１１ページ。

『国際健康づくり』誌は、健康づくりの「パラダイム」が誕生した年を一九七五年であるとした。

> 国民はこのパラダイムを喜んで受け入れるだろう。たとえ生物医学的パラダイムをすっかり置き換えるほどには至らなかったとしても、少なくとも健康づくりの思想が確立され、生物学的医学とともに科学的医学と同義となるだろう。(64)

ロンドン大学衛生熱帯医学大学院には現在、健康づくり科学と呼ばれる単位がある。健康づくり論者は科学者であるだけでなく医師であり、心理学者であるついでに精神科医でもあり、社会学者であり、霊的アドバイザーであり、しかも知識人でもある！

健康づくりはビッグビジネスだ。健康づくりは普遍的な幸福を扱うから、批判は受けない。どうせ批判が来たとしても、人間嫌いか馬鹿からだ。理論は大学の学者から、あるいは政府が雇った専門家や相談役から提供される。実践は起業家がやってくれる。健康ショップ、健康クラブ、健康農場、健康雑誌、ホリスティックセンター、スクリーニングをするクリニック（中には「エグゼクティブ」用のものや「素敵な女性」用のものもあり、誰でも利用できるものもある）。食品産業と製薬企業はすでに健康づくりの神輿に飛び乗った。ウェールズ大学医学部健康づくり研究所は一九八四年に設立された。設立趣意は「健康づくりの学問と研究の専門的技術を培うこと」とされた。研究所の2回目の国際サマースクールで（そこにはＷＨＯが共同出資していた）、参加者はその分野で知りたいことをすべて学べると約束された。つまり、「勢いを作り出して世の中を変える」方法であり、その方法とは「社会的マーケティング」と「メディアを利用すること」である。一九八六年に研究所は『積極的健康』という雑誌を創刊した。一九八七年には、王立内科医協会地域医療研究会が「二〇〇〇年までにすべての人に健康を」をテーマにした会報を創刊した。健康づくり協会という新しい学術団体も作られた。この協会は構成員の強みを掛け合わせることで「自分自身を同じ旗のもとで増進する」のだという。[65]

健康づくり運動の真意と真価に対しては、哲学者や医師自身によって医療を観察する立場から強い疑いが投げかけられてきた。『ランセット』の社説は、健康づくり運動を神輿担ぎと呼び、「健康チェック」の有効性の証拠は「きわめて限定されている」と説明した。健康づくりで有病率も死亡率も下がりはしない。ただ医療サービスのコストを増やす役に立つだけだ。[66] 予防の聖職者たち（耽溺しないことへの耽溺？）が発行する約束手形はいつになっても現金化できないかもしれない。

『国民の健康』という分厚いレポートが一九八八年に出版された。このレポートは「一九九〇年代に向けた戦略」を提案し、『ランセット』にも『ＢＭＪ』[※29]にも道徳的すぎ、世間知らずすぎ、偏見の塊だと一蹴された。[67] 続いて『ＢＭＪ』に載った書簡は、そのレポートの著者らによるものだった。著者らはいらだちを隠さず、彼らのレポートが「一般の医師」に査読されたことに抗議した。[68] この一般の医師というのは実は予防医学に格別の関わりを持つ教授だったのだが。なお、レポートの前文には、このレポートは「専門家だけが読めるものではなく」「一般の読者」にも読めるようにするべきだと書いてある（しかし

※29　原文には British Medical Journal とあるが、一九八八年２９７巻からＢＭＪが正式名称になっている。以下、改称時期を基準に訳語を『ブリティッシュ・メディカル・ジャーナル』と『ＢＭＪ』に分けた。

「一般の」医師に読めるようにしてはいけなかったことが明らかになった)。

アメリカの公衆衛生学の教授であるマーシャル・ベッカーは、健康づくりが希望的思考に基づいていると描写した。個人が直接コントロールできる個人的健康の領域というのは非常に小さく、遺伝、文化、環境、偶然といった要素のほうがよほど大きいのだから。

我々はあまりにも多くのことで人々を困らせ怖がらせすぎている。我々は楽しみを否定する旗のもとで作戦を展開している。しかも我々が勧めることのほとんどは、科学的妥当性と重要性を満たすことすらできない。[69]

ジル・ウィリアムズは『医学倫理学ジャーナル』で、健康づくりの「専門家」が彼らの「健康に関する専門技術」について根拠のない主張をしていること、公衆をインチキと世間知らずの思い込みに貪られるがままにしていることを指摘した。[70] 健康づくり運動の狙いは漠然としすぎていて(たとえば「健康を増進するであろう行動と環境の適応を促すようデザインされた健康教育とそれに関する組織的・政治的および経済的介入の何らかの組み合わせ」)、この分野は管理主義帝国のタワーを建てる道へまっしぐらに通じている。「健康」は新しいブランドの洗剤と同じ方法で宣伝される。ウィリアムズは健康の「消費者」を健康商人の押し売りから保護するべきだと主張した。取引表示法に相当する法規制を作り、見かけ倒しの安物や誤解を招く広告を見せられたときは損害賠償請求ができるようにすることで。

『コスモポリタン』誌のアーマ・カーツ記者は人間の愚行を観察するのが好きな人だ。カーツは新しい健康教のひとりよがりな性格を知っていた。『医学倫理学ジャーナル』に書いた記事で、カーツは健康教をくだらない信心だと言い、健康教と同胞の運命には何の関係もなく、健康教はただ自己を崇拝しているにすぎないと説明した。[71] 人生のすべての日々を「健康でいる」ために費やしたとして記憶されたい人がいるだろうか？ 日光を避け（つばの広い帽子をかぶってジョギングすればいいだろうか）、コレステロールを避け、タバコを吸う友達も避け、毎日大きな便を製造して（ヌカがいいかもしれない）。『ガーディアン』誌は日本で「賢いトイレ」が開発されつつあることを知らせた。[72] そのトイレは自動的に便と尿の健康指標を測定する。便器の横に取り付けられた装置に指を入れると、脈拍数と血圧を素早く記録する。研究チームのスポークスマンはこう言ったという。

いつかみんなの家が健康センターと通信でつながって、トイレで読み取ったバイタルサイン[※30]の変化をモニターできるようになるのが夢です。

8. 緑の健康主義

自然に帰ることを人は繰り返し夢想してきた。人生の複雑さに立ち向かえない人、万華鏡のように正体のつかめない工業化された社会よりも単純な世界のほうが好きな人、幼児に戻って母なる自然の優しい乳

※30 バイタルサインとは、人体の生命活動を反映する特に重要な指標という意味で、通常は体温・血圧・脈拍数・呼吸数などを指す。

房に顔を埋めたい人。森の中で裸で跳ね回る人もいるかもしれないが、ほかには自分の「オーガニック」野菜を育てる人、サンダルを手作りする人もいる。もっと哲学的な精神の持ち主は、人類と宇宙のホリスティックな調和というユートピアの夢想を召喚する。こうした罪のないあこがれは、健康主義のイデオロギーによって鎖につながれ、政治的運動へと作り変えられる。こういうロマンティックな風潮は人の結びつきが失われた時代に花開くものである。つまり伝統的な権威の偶像が倒れたときに。むなしさとさびしさ、未来への恐れが「緑の」思想を拡散しやすくする。

生態学者のジョン・ホースフォールは、緑のイデオロギーが科学に詳しくない人には魅力的に映ることを記している。無知な人は環境をいたく心配するが、本当の危険とただの怖がらせの話を区別できない。つまり疑似科学が語る終末の予言が科学と同じに見えてしまう。(73) ヨーロッパ防衛戦略研究所のアンドルー・マクハラムは、『新しい権威主義者たち：緑に映るもの』というパンフレットで警鐘を鳴らした。(74) ヨーロッパの「緑の党」から議会に送られた代議士はごくわずかだが、彼らのイデオロギーは我々の時代精神の一部であり、多数の人の考えや態度を反映している。緑の党の主張の多くは、一見したところ彼らが人々の健康を願う心から出ている。そう見えるのは、人々の健康は資本主義産業が空気や水や食べ物や心を汚すせいで危険にさらされていると信じられているからだ。緑の党は幸福な未来を約束する。それに見たところ反権威主義のようでもある。だから中流階級には魅力的に映る。人々は本当に「環境に優しい」製品を買うし、本当に「温室効果」「地球温暖化」「オゾンホール」のことを心配している。彼らは20世紀アレルギーであり、食品の包装にある添加物の表示を研究する。

緑の党のユートピアの夢想は、「大規模かつ厳格な経済統制と経済抑制」という環境社会主義の思想から飛び出してきたものだ。彼らの全体主義的計画は強い宗教的感情を伴う。その感情は復興異教主義に基づいている。復興異教主義は地球を神格化する。つまり母なる女神、ガイアである。

緑の党の運動は、政治的な力としては新しい現象だが、そのロマンティックな思考内容のより古いバージョンは歴史上に見出される。ポール・ワインドリングはドイツなどのいくつかの地域社会について詳述している。それらはいずれも19世紀末までに興ったもので、身体的・社会的・宗教的復興を理想とした。[75]そうした地域社会のひとつがスイスのアスコナの近くにあった。そこは多くの革命家や無政府主義者の関心を集めてきた。たとえばバクーニン、クロポトキン、レーニン、トロツキー。これらの地域社会で見られた、さまざまなイデオロギーの混合物の成分は、自然に帰ること、神秘主義、無政府主義、ベジタリアン、それからバターをやめてマーガリンに替えることだった。一九六〇年代のヒッピーによる生活共同体にも、こうした先行事例といくらか似たところがあった。

ヴェルサイユ条約以後にドイツ社会は分裂した。その結果、民族的純潔、身体の強さと美、「自然な」生きかたという思想を生む肥沃な土壌が形成された。ロバート・プロクターが『人種の衛生——ナチスの医学』という本で記したように、ナチスドイツの初期には健康についてのロマンティックな理想が復活した。[76]ドイツに必要だったのは、「ドイツの新しい癒やしの科学」だった。心臓病やがんで死ぬことは標準的な「ユダヤ人の」医学の失敗の証拠とみなされた。よくある病気を防ぐために「自然な」食事が、たとえば全粒粉のパンが推奨された。アルコールとタバコは「人種の毒」あるいは「遺伝子の毒」と説明された。パラケルススが新しい医学のシンボルとなった。それは自然療法、ホメオパシー、人智学、その他の疑似科学に基づくものだった。「自然」医学の教えは、医学教育のカリキュラムに統合された。必要だったのはホリスティック医学であり、それがあればドイツの人種は身体的・霊的潜在能力をフルに回復できるはずだった。健康であることはすべての責任ある市民の義務だった。「健康であり、健康でありつづけることはあなたひとりだけの問題ではない。健康であることはあなたの義務だ」と、ある健康づくりのジャーナルの一九三八年の号に書いてある。緑の党の運動には新しい全体主義の種が埋まっている。しかし全体主義になったからといって緑の党が別の何かになるわけではない。緑の党が存在することは、反知性主義が再びはびこっていることを示し、また「自然に帰る」ことが再び、それほど緑ではない政治家によって全体主義的目的に利用されうるようになったことを示すにすぎない。

アンブローズ・エヴァンズ＝プリチャードは、アメリカ政府が抱く環境保護主義がいかに非合理的かを説明しつつ、信頼を失ったマルクス主義の中央集権国家思想が新たな表現を得て、緑の党の運動の中で環境保護の皮を被って現れていることを見て取った。[77] 政治的に正しく科学的には堕落した環境保護庁（ＥＰＡ）の実態を指してエヴァンズ＝プリチャードは言う。

いまや、連邦権力の最も強力ででしゃばりな装置となり、人々に家をどんな色で塗るべきか、水たまりの水を抜いてよいか、木を切ってよいかを指図している。

9. 死の恐怖症と死の医療化

死が「あまりにも早く」訪れたとき、死者の生活習慣が調査の対象とされる。死はただ偶然に起こるのではない。何かが、誰かが、原因となっているはずだ。死亡記事の記者は、死んだ人の生きかたから、死の時期と死因を「説明」できそうな断片を気まぐれに探す。疫学者の友人が心臓発作で33歳で突然死したとしよう。「危険因子」は何もなかった。疫学者は大いに困惑する。医学の仲間もやはり困惑する。「この心臓発作はこの患者に起こるはずではなかった」と専門家たちは評決する。しかし実際には起こってしまった。フェアではない。隠れてタバコを吸っていたのではないか？　病院の食堂では塩分を控えているようだったが、家では塩分取りすぎだったのではないか？　最後にひとりの医師が謎を解く。この若い男性は家ではポテトチップスを食べながらテレビばかり見てゴロゴロしていたのだ。(78)

イリッチが言うように、「死は、魔術師[※31]の自己達成の予言として以外は、もはやおこらないのである[※32]」。人が「予防できる病気」で死ぬことはありふれている。たとえば、がんとか心臓病のように、医師が死を「説明」できる、不健康な「行動」による病気で人は死ぬ。つまり、その人の過ちによって。「社会的に同意が与えられる死は、人々が生産者としてだけでなく消費者としても役立たずになったときにおこる[※33]」。つまり、英雄的な「死と戦う治療」の消費者にもならなくなったときに。(79)　こうした態度が、死を「早す

※31　「魔術師」と訳される medicine man は、アメリカ先住民の社会にいた、祈禱などにより病気を治すとされる人を指す。
※32　『脱病院化社会』金子嗣郎訳（晶文社）、161ページ。
※33　同書162ページ。

ぎる」と分類することの中に明らかに見て取れる。「早すぎる」とは予防できるということであり、年金をもらう年齢にならないうちに死んだということである。遅すぎる死というのもある。その人がもう働けなくなり、国家の経済的負担になった場合がそうだ。「英雄的」治療という言葉が指す英雄とは、医師ではなく患者のことだ。治療される患者の死は、文字通り死にものぐるいの治療を受けて効果がなかった場合にだけ社会的に受け入れられるものになる。無数のがん患者がこの不本意な英雄主義に追いやられる。彼らには死に至るまで死と戦う「治療」を消費する義務が課せられる。

16世紀ごろまで、死はものごとの自然の秩序の一部として受け入れられていた。その後、命を延ばすことが医師の「最も気高い仕事」となった。医師の精神はますます単純になり、自分たちが死という強大な敵と戦う勇ましい将軍だと考えるようになった。医学の言説は戦争用語で語られるようになった。死ぬほど苦しい治療は英雄的と呼ばれた。医師は死に手をつかまれた患者をもぎ取るのだった。冷たい鉄の刃物と傷を焼く火を装備して、医師軍は究極の侵略者との決死の戦に赴いた。現代には、死の恐怖はあらゆる場面にはびこっている。健康な人々は何かの儀式で死を脅して追い払うことができると自分に言い聞かせる。病人は医師に希望を託し、医師なら死神の鎌の軌跡から病人を救い出せるかもしれないと願う。そして医師は、繰り返しの力によって、自分自身による刷り込みの餌食となる。神聖にして恐るべきものは婉曲語法でしか呼んではいけないことにしてしまったために。

死が医療化される前には、死にかたの工夫の本、「往生術（アルス・モリエンディ）」というものが人気だった。往生術は家族と友人に囲まれて死ぬための準備を教えた。また有名人の「最後の言葉」を研究した。さらに死の床から最後の仕事を行う伝統的な儀式を知ることができた。死を先延ばしする効果的な手段がなかった時代には、人生の砂時計の最後の一粒は外から干渉されることなく落ちた。人生の終わりにあたって、死は現代よりもまだ手に負えるものだった。現代では、死の瞬間とは生命維持装置のスイッチを切ることを意味するかもしれない。

多くの人が死を死ぬほど恐れて生きている。「その瞬間を、我々は生涯にわたって息を殺して待つ」（サイフェルト）。極端な例では、死の恐怖はさらに早すぎる埋葬[※34]の恐怖をも含む。十分長く生きた人々の多くは、死が擦れあうほど近づいた出来事を覚えているだろう。そこでは「人生を支配するのは、運命であって知恵ではない[※35]」。モンテーニュは黙想した。

皆がつまずいたあんなにもたくさんの死の機会を免れたのだから、ここまで生き延びさせてもらったこの異常な、法外な運命が、これ以上つづきそうもないと悟らなければならない。[※36](80)

モンテーニュにとって、転落して首の骨を折ること、船が難破して溺れること、病気で死ぬことは、老

※34　まだ生きているのに死んだと誤認され墓に埋められてしまうこと。18世紀以降、医学上の問題として認知された。
※35　キケロ「トゥスクルム荘対談集」の第5巻で言及されている。テオプラストスの著書『カッリステネース』に収められたことわざだという。訳文は岡道男ほか編『キケロー選集　12（哲学　5）』（岩波書店）所収「トゥスクルム荘対談集」木村健治＋岩谷智訳、296ページから引用した。
※36　『エセー（二）』、213ページ。

衰で死ぬのと同じぐらい「自然」なことだった。モンテーニュは長生きを願うのは賢くないと考えた。そしてルクレティウスを引用して言った。「肉体が歳月の強い力に揺すぶられ、体力が弱り、四肢の力が抜けると、知力は跛《びっこ》を引き、舌はもつれ、精神は錯乱する」[※37]。同じように、キケロは「トゥスクルム荘対談集」の中で、「時ならずして」死ぬことを不幸だと考えるのは愚かだと考察している。[※38]「時」とは何か？「我々は死んだ中年よりも死んだ乳児をより多く悼むべきだろうか？　実際のところ、どれほど生きれば長生きと言えるのだろう（……）永遠に比べれば？」（第1巻39章）。

テレンティウスは戯曲「ポルミオ」の中で、死から逃れようとする人なら誰でも覚えやすい言葉を残している。

> だから誰でも、事が一番うまくいっているときにまず
> 心の中でよく考えておくべきなんだ、どうやって困難な逆風をしのぐかって。
> 訴えられたり、傷つけられたり、追放されたり。外国から帰ったときには、いつも心に考えておこう。
> 息子の過ちでも、妻の死でも、娘の病気でも、
> こういうのは誰にでもあることで、起こっても決して不思議に思うようなことではないってな。
> 何が思いがけず起ころうと、そのどれも儲けと考えるんだ。[※39]（第2幕1章11節）

健康主義者は死をタブーとする。健康主義者は死の宣告が「分別のある」生活習慣によって免除されると信じている。その信仰は砂に頭を突っ込むダチョウのように現実を否認しているだけだ。宗教は人間の

悲劇的な運命に対する未成熟な反応かもしれない、しかし少なくとも人間の厳しい現実とは向き合っている。健康主義者の教科書には、人間関係、孤独、退廃、裏切り、不正、絶望、幻滅のことが何も書かれていない。それだけではない。死を恐れて生きるとは生きることを恐れることだ。

マルグリット・ユルスナールは、小説『ハドリアヌス帝の回想』で、ハドリアヌス帝に忘れられない言葉を授けた。

無用な隷従の苦しみをできるだけ軽減し、必然的でない不幸を避けるようになった後にも、人間の英雄的美徳を鍛えるために、死とか老年とか不治の病とか、頒《わか》たれぬ愛とか、しりぞけられたり裏切られたりする友情とか、われわれの企てほど茫大でなく、われわれの夢ほど輝きのない人生の凡庸さとか、要するに事物の神的な本性から生ずるあらゆる不幸、長い一連の真実の悪が依然として永久に残るであろう。(81)※40

※37 『エセー(二)』、215ページ。出典はルクレティウス「物の本質について」第3巻。『物の本質について』樋口勝彦訳(岩波文庫)132ページに該当する。

※38 以下、出典とされた第1巻39章は『キケロー選集 12(哲学 5)』76–78ページに訳出されているが、内容がやや異なる。ここではシュクラバーネクの文を独自に訳した。

※39 『ローマ喜劇集 5』(西洋古典叢書)所収「ポルミオ」高橋宏幸訳、383ページ。

※40 『ハドリアヌス帝の回想』多田智満子訳(白水社)、125ページ。

第2部　生活習慣主義

1. 長寿のレシピ

太古の昔から、人は死を欺こうとしてきた。魔法や祈りや食事療法を使って。紀元前二〇〇〇年よりも前から現代に伝わる優れた叙事詩「ギルガメシュ叙事詩」の中では、バビロニアとシュメールの英雄ギルガメシュが、不死を求めて苦闘する。しかしシドゥリという酒屋の女主人、その実女神である人物は、現実と向き合って与えられた日々を楽しみのために使うよう助言する。

ギルガメシュよ、あなたはあなたの腹を満たしなさい
昼も夜もあなたは楽しむがよい
日ごとに饗宴を開きなさい(1)※1

極限まで長く生きること、それもできれば変わらぬ若さを保って生きることが次善とされた。人類史上には不老長寿がどうやって達成されるかをめぐった笑い話が溢れるほどある。20世紀に入ってからだけでも、若返りの方法を見つけたと大真面目に信じる科学者はいた。

哲学者と医師は「健康な」生とは何かを最後に決める独裁者の地位をめぐって争ってきた。健康は長寿

と同義ではないが、しばしば合成された概念が用いられた。

長寿の追求はかつて私的なことだった。ただし支配者は臣民や奴隷の健康にも関心を持っていた。兵役のために奴隷の頑丈さが問題となる範囲においては。ナショナリズムの勃興とともに、敵国に対抗する兵力としての国民の生存についても同じ関心が向けられた。したがって、たとえば喫煙を禁じることではイスラム国家のスルタンも王も独裁者も同じだった。喫煙が臣民の健康を害するからではなく、戦闘能力や生殖能力を害し、もっと多くの兵士や奴隷を生み出す期待を損なうからだ。

西洋の政府の関心は現在、「国民の健康」に向けられている。その関心は経済学の言葉で言い表される。ただし高齢者の福祉が経済的に有益であるという証拠はない。高齢者は生産せず、医療費のかなりの部分を消費する。健康主義のイデオロギーを説明するためには明らかに経済以外の理由が必要である。

「生活習慣（lifestyle）」という用語は現代の健康づくり論者が使うわけのわからない言葉のひとつだが、歴史的にはさまざまな先行例がある。生活習慣とは自分の生活をすることと同じではない。生活法（modus vivendi）、生きる道（vitae modus）、おしゃれな暮らし（living in style）とも違う（貴族はおしゃれな暮らしをする人々だが、健康づくりの一時的な流行にはさほどの関心がないだろう）。「生活習慣」という言葉の現代の用法は、ある特定の決まりに従うことを暗に意味する。たとえば食事に執着すること、勧められたタイプの運動、「不健康な行動」を避けること、「危険因子」を減らしたり無くしたりすること、

※1　『ギルガメシュ叙事詩』矢島文夫訳（ちくま学芸文庫、電子版）。

いつも健康診断とスクリーニングには行くことなど。そうした「生活習慣」は政治的に正しく、貧しい人や権力のない人にはほとんど関係がない。

少し歴史を見渡してみれば、生活習慣の宣伝とそのイデオロギー（生活習慣主義）のさまざまな発現を文脈の中に位置付けるヒントが得られるかもしれない。古代のインドでは、病気の予防が大いに重視されていた。特定の行動については命令が下された。たとえば歯磨き、櫛けずり、食事、運動、証人や保証人にはならないこと、十字路には行かないこと、排尿は目上の人や牛の前、あるいは風に向かってはしないこと。[(2)※2]

ユダヤ人にとっては、病気の根源は神であり、神は罰として病気を使うのだった。だから、たとえば、罪びとは、疫病に[※3]（出エジプト記9：14）、熱病に[※4]（レビ記26：16）、肺病・熱病・悪性熱病に[※5]（申命記28：22）、重い皮膚病に（列王記下15：5）、その他の天罰に襲われた。たとえば潰瘍、できもの、皮癬、狂気、盲目[※6]（申命記28：27－28）。そうした状況では、正しい生きかたとは神の命令に黙って従うことであり、正しく善である人は長寿によって褒賞された。食物繊維の量などは運命を毛の先ほども変えなかった。

古代ギリシャにあっては、さまざまな医学と哲学の流派があり、それぞれに病気の原因と予防の理論をひねり出していた。ヒポクラテスの考えでは、病気は体の調節機能が崩れることで、それは主に間違った食べ物によるものだった。一般的なルールは中庸だった。『古い医術について』で、ヒポクラテス派の著者は「時宜を得ない絶食からは飽食から来るのに劣らぬ苦痛が人間に生じる」[※7]と述べている。同じようにアリストテレスも、『ニコマコス倫理学』で道徳の言葉を使って中庸を説いている。「あらゆる快楽を享楽し、いかなる快楽をも慎まない人は放埒となり、あらゆる快楽を避けるならば、まったく田舎者のように、いわば無感覚なひととなる」[※8]。古代ギリシャの医学が患者にできることはほとんどなかった。ただ哲学的慰めとプラセボ効果による「治癒」以外には。それがアスクレピオスを崇める寺院がしていたことだった。そこでは患者が「温められた」。つまりベッドに寝かされていた。眠っているうちに「治癒」が訪れた。犬儒学派とストア派は病気を手に負えないものと見た。病気は病むがままに泰然と病むべきであり、もし必要なら自殺によって逃れられる。この態度は分別あるものだ。現実にほかの方法はなかったのだから。健康と美は讃えられ大事にされたが、それも個人の努力によって勝ち取るというよりは、神から贈られたものと思われていた。老いのとらえかたは違っていた。プラトンの『国家』（第3巻）で、体操教師のヘロディコスが、死ぬほどの苦しみが長引く中で高齢に届いた。ヘシオドスの黄金時代の人々は急に死ぬものだった。眠っているうちに、年老いる前に。パンドラの箱の神話で、ゼウスは天の火を盗んだ人類を罰するために美しい誘惑者のパンドラを送りこんだ。プロメテウスは、弟のエピメテウスに、天から贈

※2　エルウィン・H・アッカークネヒト『世界医療史』井上清恒＋田中満智子訳（内田老鶴圃）、48ページ。
※3　以下の訳語は新共同訳によるが、出典表記の誤りと思われる箇所については、該当すると思われた箇所の訳語を採用した。
※4　原文には「レビ記26：21」とあるが誤りか。
※5　原文には「民数記15：37」とある。
※6　原文には「申命記28：15」とある。
※7　『古い医術について――他八篇』小川政恭訳（岩波文庫）、67ページ。
※8　『ニコマコス倫理学（上）』高田三郎訳（岩波文庫）、60ページ。

られてきたものにはどれにも触れないよう警告した。しかしエピメテウスはパンドラの魅力に屈した。パンドラが持っていた贈り物の箱から（原典では箱ではなくて大きな壺だったのだが）、戦争、疫病、飢え、その他の人類の災難が現れた。その中には老いもあった。

キリスト教の到来によって、健康は重要ではなくなり、唯一の意義は神が喜んだか否かを示すこととされた。キリスト教の神話のテクストでは、人体は「土と血糊」であり「排泄物を納めた不潔な袋」とされた。[3] 女性は「悪魔の入れ物」であり、男性はもし彼が人間であることにこだわる傲慢を備えていれば、地獄に落ちるしかない恥知らずであった。たとえばクリュニー修道院のオドー修道院長は、女性の体を指して、10世紀にこう書いた。「我々は吐瀉物や肥料には指先で触れることさえひどく忌み嫌うのであり、まさに排泄物の袋であるものを腕に抱くなどということをどうして欲望することがあろうか」。[4]

汚物にまみれて生きることは神聖さの印であった。聖人の伝記には、決して体を洗わない聖なる男や女が登場する。彼らの体には虫がうようよいる。病気は神が与えた贈りものである。罪びとをより良くするために、また信心あるものには地獄のはるかにひどい苦痛を思い起こさせるために。ピュイミシェルのドーフィンは、聖人となった人だが、「もし病気が魂の救済に役立つと知ったなら、人は病気を買いに市場に列をなすだろう」と考えていた。[5] 健康は危険である（perniciosa sanitas）。健康は人の注意を最後の審判から逸らしてしまう。対して病気は自らの道を正す必要を健やかに思い出させてくれる（salubris infirmitas）。こうした矛盾した言いかた、「健康な病気」とか「不健康な健康」といったものはキリスト教徒の特徴で、彼らは反啓蒙的パラドックスを好むのである。最も有名なのはカルタゴの神学者テルトゥリアヌスが言った「不可能であるがゆえに明らかである（certus est quia impossibile）」というもので、雑に言い換えられて「不合理なるがゆえに我信ず（credo quia absurdum）」として知られている。キリスト教徒の病気崇拝は17世紀の修道院ではマゾヒスティックな狂乱の域に達した。修道女たちは嫌な臭いのするじゅくじゅくした傷にキスし、吐瀉物を舐め、患者の便で体をこすり、梅毒患者の皮膚の剝がれたものに浸した包帯で体を巻いたと伝えられている。(6)

ヨーロッパで最初に広く出回った健康的な生活習慣のマニュアルは、『レジメン・サニタティス（健康の処方）』である。『レジメン・サニタティス』は、ナポリから30マイルほど南にあるサレルノの最初の医学校で作られた。12世紀から13世紀に栄えた土地である。その学校は多民族折衷式の施設であった。スタッフには大勢の女性がいた。ギリシャ式、ラテン式、ユダヤ式、アラブ式の医学教育が幸福に混合されていた。『レジメン・サニタティス』には「標準の」テクストがない。１００種類ほどの写本が現存し、写本の年代は14世紀から16世紀に及ぶ。印刷術の普及によって、『レジメン・サニタティス』は史上最大級のベストセラーとなった。５００種から１、０００種の異なった版と翻訳が作られた。最初の英語訳はジョン・ハリントンによる。ハリントンは水洗便器の発明者であり、エリザベス朝の宮廷のいたずら者である。ハリントン版『レジメン・サニタティス』は一六〇七年に登場した。最初の部分は原文のラテン語から雑に訳してこう書かれている。

サレルノ医学校、全校をあげて殿下にご挨拶を申し上げます。イングランドの王へ。あなたが強壮と健康を保ちたければ、つまらぬことを気にするのはやめ、怒りに身を任せるのをおやめなさい。ワインを飲みすぎてはなりません。食べすぎもおやめなさい。昼食は軽く、午後の昼寝はおよしなさい。膀胱が膨らみすぎないうちに尿を出し、便器に座ったときには力みすぎないようになさい。医者が周りにいなくても心配はございません。最良の医者とは幸福な心、ストレスがないこと、それに中庸でございます。(7)

悪くない。このあとに続くたくさんの養生法に比べれば。サレルノ式の残りは、笑えるナンセンスと馬鹿なことの間で揺れ動いている。たとえばワインと女性は視力に悪いとされる。ニンニクとレンズ豆も同じ。ガチョウは五月一日と四月と九月の末日には食べてはいけない。

貴族には侍医がおり、侍医は主人にぴったり合うものを選ぶやりかたで、健康な生活習慣のアドバイスをした。たとえば15世紀の内科医のコンラート・ハインガルターは、ジャン・ド・ラ・ギュットにこのように助言した。まず星占いをしたうえで、正しい運動(「健康の管理と寿命の延長のためには運動が人体にとってより高貴で良い治療でありますので」)、正しく嚙むこと(咀嚼はのちにフレッチャー健康法という名前で19世紀の健康運動の強い特徴になった)、暴飲暴食を避けること、食べるものの種類を多くすること、野菜や全粒粉パンを食べること、ワインはほどほどに飲むこと、歯を磨くこと、こまめに風呂に入ること、睡眠薬は飲まないこと、金属の煙霧による環境汚染から逃れること、性交をやりすぎないこと、仰向けに寝ないこと。さらにハインガルターはジャンにニセ医者に気をつけるよう言った。ニセ医者は「嘘で健康を約束し、金のために媚びへつらう」(8)。全体として15世紀としては悪くないアドバイスである。

16世紀のゲール語の写本で、スコットランドの王付きの医師が使っていたものがある。一九一一年にギリーズが『レジメン・サニタティス』の題名をつけて編集した。内容はサレルノ式と似たようなアドバイスである(食べ物は少しだけ、運動をして心を明るく)。しかし新たに加わった点もある。イギリス人が

腸に熱中しはじめた最初の兆候が現れているのだ。24時間ごとに2回から3回の排便が健康のために必要とみなされた。(9)

金持ちが特権で侍医を抱え、健康な生きかたについてアドバイスをもらっていたとして、貧しい人はどうだったろうか。現代では貧困は不健康と関連付けられている。また医学的道徳家によれば貧しい人の不健康は「不健康な生活習慣」のせいとされる。しかし昔の金持ちの道徳家は富が病気の原因で、貧困が健康をもたらすと唱えた。バートンによれば、金持ちはこういう病気になるかもしれない。

さまざまな料理、ごちそう、甘いワイン、うまいソース、かわいらしい音楽、華やかな衣服。それと一緒に、痛風、むくみ、卒中、麻痺、結石、疱瘡、鼻水、カタル、粗野な行為、便秘、憂鬱など。(10)

貧困はセネカが勧めている（セネカは信じられないほどの金持ちだった）。貧困は徳に至る道で、その印に健康にもなれるとセネカは言う。しかし、バートンが付け加えているように、腹一杯のときに饗宴を非難するのは簡単なことだ。支配階級の夢想家は富が悪いことだと偽善的に説教する。その目的はふたつある。貧困の「徳」を正当化することと、金持ちを憐れむべき人に見せることだ。

ルイジ・コルナロの『節度ある人生の論』（邦題『無病法』）はパドヴァで一五五八年に出版された。そして数え切れないほどの改訂版と翻訳版になった。20世紀になってからも健康的な生活習慣のマニュアルとして使われたのである。最新のイギリス版はオックスフォードから一九三五年に出版された。(11) コルナロの物語は健康改善論者の典型だ。たいていはまず健康状態が悪いところから出発し、何か具合がよくなるものを発見し、それを何にでも効く万能薬に発展させる。コルナロは豊かすぎる人生を送っていたが、35歳までには病気でみじめな有様になり、「生きる望みも断たれるほどになった」[※9]。何人かの医師がコルナロに食べ物を減らすよう助言した。コルナロはその助言を心して聞いた。コルナロは食事からメロンとその他の果物を排除した。生レタス、豆、ケーキ、魚、豚肉、ソーセージも食べないようにした。コルナロはパンとスープと卵と子ヤギか子羊を食べて生きた。食べ物は1日にちょうど12オンス[※10]、飲み物は14オンス[※11]しか飲まなかった（ワインで）。晩年にかけては1日に食べるのものを卵1個か2個にまで制限した。コルナロが死んだときに何歳だったかは確かでない。さまざまな典拠があり、95歳から104歳であったとしている。コルナロは、誰か長く生きるよう生まれついた人にとって、何を食べるか、何を慎むかはまったく関係ないというい例だ。人々はいつも、100歳を超えて生きた人がそれほどの天寿に恵まれるために何をしていたのかを知りたがる。まるでコルナロのような独特の人生に長生きの秘訣が隠されているかのように。コンプトン・マッケンジーは、フィージー・モリーのことを喜びの記憶とともに覚えていた。生涯にわたってヘビースモーカーだったモリーは、バクストンで96歳で死んだ。パイプに火をつけようとして服に燃え移ったのだった。(12) 一八五六年にはヨークシャー州北部のある村で、ミセス・ジェーン・ガーバットが109歳で死んだ。彼女は死ぬまでパイプを楽しんでいた。『ランセット』は、貧しいマリー・ガリゴールがシュルーズベリー救貧院で102歳で死んだ様子を伝えている。

施設付き外科医のドクター・キートの親切によって、マリーは普通なら貧しい人には向かない特権をたくさん持っていた。マリーの昼食もジンのグラスもパイプも、毎日午前11時にきっちり提供

された。一月一日に、マリーはいつものようにジンを飲み終わり、パイプをふかし、静かに椅子にもたれて死んだ。(13)

似た例が一八八三年の『メディカル・プレス』にも載っている。ミセス・メアリー・マリーは地方を巡って本を売ることを仕事にしていた。メアリーは110歳で死んだ。メアリーはパンチを一杯やるのが好きで、真っ黒な粘土パイプをふかしていたと伝えられている。(14)『地域医療プレス』は「立派な老貴婦人」が106歳で死んだことを伝えている。彼女はなぜ長寿だったのか？

いいタバコを吸う習慣があったからという説が人気だった。この永久のウェールズ人女性はごく若いころに喫煙を始めた。死の前日まで彼女は健康のための散歩の習慣を欠かさなかった。2本の松葉杖で静かによろよろと、口元には笑みをたたえ、歯にはパイプをくわえて。(15)

100歳を超えて生きる人の多くは女性だが、世界で最高齢まで生きた人は（ギネスブックの記録によれば）泉重千代※12という、一九八六年に死んだ日本人男性だ。享年120歳だった。泉は長寿の理由を心配

※9 『無病法』中倉玄喜訳（PHP研究所、電子版）。
※10 約340g。
※11 約400g。アルコール量に換算するとおおむねビール1ℓに相当する。
※12 泉の生年に疑問があったため、ギネスブックは二〇一二年版で泉の記録の認定を取り消した。次のカルマンは本書初版後の一九九七年に122歳で没したとされるが、のちにカルマンの生年にも疑問が呈された。

事がなかったこと、朝は5時か6時に起きること、野菜中心の夕食に黒糖焼酎を飲むこと、それから神の采配だと言っている。[16] ジャンヌ＝ルイーズ・カルマンは、泉の死後は存命中の世界最高齢者である。カルマンは116歳の誕生日をタバコと一杯のポートワインで祝った。彼女は毎日チョコレートを食べながらタバコとポートワインをたしなんでいた。「私はたぶん笑って死ぬでしょうね」とレポーターに答えている。[17] 一九九一年に、『新チューリヒ新聞』はベルンの最高齢市民のフリッツ・カッハを取り上げた記事を載せた。「特に健康的なことは何もしたことがない」とその年取った男性はくすくす笑って、「53歳でタバコをやめたぐらいかな」と言った。カッハは106歳の誕生日をコニャックで祝った。カッハは一杯のスピリッツにノーと言うことは決してなかったから。[18] イギリスの最高齢者、ミセス・シャーロット・ヒューズは115歳で死んだ。ヒューズは長生きできた理由を語っていた。健康的な食べ物、たとえば誕生日の朝食はブランデーとベーコンエッグ、それから十戒を守っていたことのおかげだという。[19]

ほかにももっと変わった方法で長生きした人はいる。ロバート・チーズブローは、一九三三年に死の床にあって、長生きできたのはワセリンの塊を72年間毎日飲んだからだと言った。96歳だった。[20] アーチボルド・ライアルは、著書『この島国のタブーの未来』で、100歳まで生きたスコットランドの公爵夫人を回想している。公爵夫人はどうやって長生きしたのか尋ねられれば、生涯にわたって6か月ごとに少なくとも1回は入浴することをルールにしてきたと答えた。入浴する必要があってもなくても。[21] 読者はそれぞれに身近な「ノーマンおじさん」の逸話を知っているかもしれない。90歳まで生きて、喫煙と飲酒は一生続けていたような人の話を。そうした話に疫学的な意味はない。つまり、すべての喫煙者と飲酒者に当てはまるわけではない。それでもこうした逸話は確かにノーマンおじさんの直系の子孫にとって何かの重みを持つ。長寿は大部分が遺伝的なものによるのだから。反対に、生命にはくじ引きのような面もある。

それはスペインのことわざ「タバコを吸うか吸わないか、酒を飲むか飲まないか、どちらにしても悪魔は迎えに来る」に凝縮されている。

ヴォルテールは、ジョージ2世のイギリスを一七二八年に訪れたとき、地域の住人が奇妙なほど健康を追い求めることに気づいた。

ここでは理性が自由で、好きな道を歩き、とりわけ憂鬱性の人が歓迎されています。どんな生活の仕方も奇妙に見えません。自分の健康のために毎日六マイルも歩く人がいるし、根菜類を食べ、肉類を摂らず、冬でも暑い日の婦人たちより薄着しています。そのすべてがそれぞれの理由を認められ、なんぴとからも愚劣だと非難されることはありません。※13

なお、これはイギリスが酒に溺れていた時代のことでもあった。健康の狂信は、ジンの大流行と隣り合わせだった。ウィリアム・ホガースの版画で記憶されているように、清教徒は快楽主義者と共存していた。イギリスでは辞書編纂と名言でおなじみのサミュエル・ジョンソンは、人生で最大の楽しみは「セックス、次に酒」だと宣言した。彼はなぜ世の中にもっと酔っ払いがいないのか不思議がった。「セックスは誰でもできるわけではないが、酒は誰でも飲めるのに」。この金言はくだらない文書の中からロイ・ポーターによって復元された。(22)

※13　『ヴォルテール書簡集：1704-1778』高橋安光編訳、99ページ。

放縦なジョージ王朝時代の次には、ビクトリア時代の禁欲が来た。19世紀には、酔っ払いは医療化されて「病気」となった。ただし道徳家は引き続き、酔うことを獣のような悪徳と見ていた。政治ジャーナリストのウィリアム・コベットは、ポーターと同じように文献をかき回し、飲酒は「人間を堕落の底に突き落とす」[※14]と宣言した。これは清教徒の口癖を繰り返しているにすぎない。コベットはさらに著書『若き人々への提言』の中で、「紅茶やコーヒー、その他の温かい飲み物のとりこ」[※15]から逃れることまで忠告した。[23] 現代の疫学者はまだコーヒーに発がん性があるかもしれないという考えと格闘している。

喫煙が仕事場から追い出されようとしているいま、一八五二年のリッチフィールドの様子は比べてみる価値があるかもしれない。聖職者たちは仕事のルールに縛られていた。そのルールの中にはこういう教えがあった。「勤務時間に私語は許されない。タバコ、ワイン、蒸留酒が欲しくてたまらなくなることは人間の弱さである。したがって聖職に仕える者すべてに禁じられる。聖職にある者はまた、朝の祈りに参列するべきである。朝の祈りは主事務所で毎日行われる」。

19世紀は健康の救世主という実りを結んだ。最も影響力のあった健康改善論者のひとりがシルヴェスター・グラハム（一七九四―一八五一）だ。グラハムはどう見ても長寿に恵まれたとは言い難いが、有名になったのは全粒粉パンとビスケットの素晴らしさを説いたことからで、ビスケットにはいまだに「グラハム・クラッカー」という名前が残っている。グラハムを馬鹿にする人たちの間では、グラハムは「蠕動《ぜんどう》扇動者」として知られている。またパン屋と肉屋はグラハムが嫌いだ。なぜならグラハムは自分でパンを焼く必要を説き、肉欲の薪となる肉は避けることを教えたからだ。グラハムの衛生学の教義は、長く健やかな命を保証した。そのためにタバコ、アルコール、コーヒー、紅茶、スパイス、塩は避けることとされた。セックスは特に危険だ。とりわけ「自瀆」の形をとった場合、糖尿病、黄疸、にきび、虫歯の原因になる。グラハムの教えはのちに安息日再臨派の健康の教えに取り込まれた。この教派の創始者のミセス・エレン・ハーモン・ホワイトがグラハムを信じていたからだ。この刺激的な歴史の詳細は、『ベリーに混ざったナッツ』という適切な題名の面白い本に書いてある。ロナルド・ドイチュの著書だ。[24] 安息日再臨派がミシガン州バトル・クリークに本部を構えたとき、ドクター・ジョン・ハーヴィー・ケロッグが健康保養所の初代医学総監に任命された。その保養所は「サナタリウム」と呼ばれた。アメリカで2番目に偉大な発明の(1番はコカコーラだが)、コーンフレークの朝食をケロッグが発明した場所がそこだった。ケロッグは医師であり、死後も名を残した偉人であった。だがグラハムのように、ケロッグの名前は一九五六年版の『ブリタニカ百科事典』の見出しにはなっていない。ケロッグは多作の著作家でもあり、特に性の衛生と健康的な生活習慣に強かった。ドイチュは次のように指摘する。

ケロッグはバトル・クリークを健康ファッションの真の源泉にした。バトル・クリークは国民の第一の手形交換所となり、そこには妙薬、救世主的食品プロモーター、偏屈な百万長者、国際的ヤブ医者がずらりと並んだ。

※14　『若き人々への提言』庄司淺水訳(東京書籍)、43ページ。この訳では引用箇所を「バッカス(酒の神)祭をたたえる数々の賛美の歌」にかかると取っている。

※15　同書45ページ。

ケロッグの著書『人間、この傑作、あるいは少年期、青年期、壮年期について単純に語られた単純な真実』は一八八〇年に初版が出版された。そして無数の改訂版として再版された。その本でケロッグは自瀆を「疑わせる」39の徴候を挙げている。第28の徴候は喫煙で、それについてこう書かれている。「この法則の例外は本当にきわめて少ない。実在するかどうかさえ我々はある意味で疑っている」[25]。

良医ケロッグはマスターベーションを治す最良の方法を考えて眠れぬ夜を幾晩も過ごした。ジョン・マニーが書いたグラハムとケロッグについての素晴らしい本は『老いも若きも知るべき単純な真実』から引用している[26]。そこでケロッグが勧める方法は、「カルボール酸をクリトリスに塗る。これは異常な興奮を鎮める素晴らしい方法である」というもので、男の子には「手を縛る」こと、「その臓器をかごで覆うこと」、あるいは割礼を、それも「麻酔をかけることなく。なぜなら手術に伴う短い痛みは、特にそれが罰の観念と結びついた場合には、心に有益な効果をもたらすからだ。実際、いくつかの例ではそうなるであろう」。マニーは同じ時期にアメリカで割礼のファッションが興ったことを記している。一八七〇年代から一八八〇年代のことだ。割礼されたニューヨーカーが朝のシリアルを食べるとき、彼はそこにある結びつきに気付いていないかもしれない。

病気は「個人の側の間違った行いの結果[27]」だというケロッグの教えは現代の健康づくり論者によって近代化され、危険因子と「不健康な生活習慣」の理論に姿を変えた。現代の「国民の健康」への関心はケロッグの残響である。ケロッグは「身体的・倫理的堕落の根底に横たわる悪」によって人種が劣化することを恐れた。また「不用心な若者を迷わせる罠と悪の誘惑」を恐れた。たとえばアルコール、タバコ、辛い食べ物がそうだ。ケロッグのエネルギーの多くは健康の支配体制を作ることに向けられた。その体制は「より高い、純粋な、高貴な種類の」男らしさと女らしさを作り出すことになっていた。

現代の健康づくり論者のレトリックでは、あからさまな道徳化はおおむね姿を消している。とはいえ健康づくり論者が言う健康的で清らかな生きかたの理想的な例は、モーツァルトやピカソやベーコンやヴェルレーヌといった問題児たちとは少しも似ていない。むしろ、偉大なるH・L・メンケンが言ったことが当たっている。

ひとりひとりが見分けのつかない、ほとんど金太郎飴のような人々の果てしない群れ、人種という器にゼロと空白だけを入れたもの、そしてそこから生産されるのはぐにゃぐにゃして骨がない、何千年にもわたる従属と「秩序」と絶え間ない恐怖と、熱心に言い訳のように同調すること、そして何より健全な思考には致命傷となる、そうした恐怖を道徳の名の下にごまかそうとする不正で不規則な努力、その「秩序」が自由意志に基づき利他的でさえあるように見せかけようとすること、その従属と同調に偽りの麻酔された尊厳を与えること。(28)

死亡記事を読むと、怠け者の心にも生き残っている者の優越感を得る機会となる。「彼ら」はもう死んだ。倒れた者たちの間で、私はまっすぐ立っている。エリアス・カネッティは、『群衆と権力』で、この現象のために丸々一章を割いた。最近の例では、生活習慣主義の影響のもとで、死亡記事の記者は死んだ人の習慣とその結果を結び付けようとする。肺がんで死んだ人なら、喫煙していればそのことが書かれることが多い。逆も成り立つ。ある有名な疫学者が一九九〇年に72歳で死んだとき（72歳はおおむね西洋人男性の平均寿命に近い）、もうひとりの有名な疫学者は、『国際疫学ジャーナル』に寄せた死亡記事で、死んだ人が肺がんで死んだこと、また非喫煙者だったことを書いた。タバコを吸わないことは重要な情報だったようだ。フェアではない死だったということだ。[29]

生活習慣の専門家は全国紙の新聞で自分の生活習慣を語ることさえある。臨床疫学の教授で、心臓病の危険因子の有名な権威である人が、一九八九年に『サンデー・タイムズ・マガジン』のインタビューに答えて告白した。

私はずっと脂肪が血中コレステロールを上げることを意識していた。そして脂肪をつけるのは脂肪だと意識していた。だから私は意識して大好きなチョコレートを避けてきた（強調は引用者）。パイとか、ビスケット、ケーキといった、隠れた脂肪が満載の品物も避けてきた。ただひとつ、それでも本当に食べられなくてつらいのはソーセージだ。私はいまだにソーセージの夢を見る。[30]（強調は原文）。

この教授はヘルシーな多価不飽和脂肪酸のスプレッドと低脂肪乳にご執心である。このインタビューのときには61歳だった。

がんの統計は20世紀初頭ごろに出まわるようになった。そしてがんは増え続けているという印象を与えた。がんの原因探しは生活習慣に向かった。特に飲酒、喫煙、肉の消費が狙われた。一九〇二年の『ブリティッシュ・メディカル・ジャーナル』に載った書簡にはこう書いてある。「アメリカの黒人は近隣の白人とほぼ同じくらいがんになるようになった」[31]。これは黒人が解放され白人の生活習慣をまねていることが健康に悪いからかもしれないとされた。がんはすぐに文明病と呼ばれるものの中に加わった。がんになる人は「裕福でのんきな人、体にいい量より多く食べる習慣がある人」だとされた。[32]リチャード・ドール教授は一九六七年に、がん予防についての初期の著書で、がんの原因をかなり具体的に書いた（ただしここでは原因という言葉はまだ使われていない）。

肌を日光にさらすこと、さまざまな調合の噛みタバコ、蒟醤《きんま》、ライムを噛むこと、タバコの煙を吸うこと、飲酒、性交、体が清潔でないこと、これらはすべて大なり小なりがんの発生に関与している。[33]

驚くべきことにドールは食べ物に触れていない。しかし以後は無数の専門家によって、食べ物はがんの中でも多ければ80％に関係があるかもしれないとされた。つまり、喫煙によらないものは全部食べ物によるということだ。ドールの弟子のリチャード・ピトーは、一九七九年にこう書いた。「がんの多くは、あるいはがんのほとんどがと言うべきかもしれないが、何らかの性習慣、喫煙習慣、また粗悪な食習慣を原因とする」。[34] 何らかの理由でピトーはアルコールに触れていない。ワインダーとゴリというふたりのアメリカの疫学者は、ほとんどのがんが人の生活習慣に関連していると考え、喫煙、飲酒、過食、公害を挙げた。[35] 性交は省かれた。

イギリスの公的ながん予防組織が開催した、がん予防についての学術集会がある。欧州委員会の保健総局がこの集会の共同スポンサーとなっている。この集会のプログラムの告知によれば、がんの原因は次のように要約される。

一九八六年に、欧州委員会の委託による研究は、すべてのがん死亡のうち3分の1は喫煙に、3分の1は飲酒を含めて食事に、残りの3分の1はほかの因子による（原文ママ！）ことを報告した。ほかの因子とは、性・生殖行為、職業活動などである。

この見かたは前世紀のグラハム教の警告と気味悪いほど似ている。すべてのがんの原因は避けることのできる行為にあるのだから、誰でもがんになった人は自己責任だと言うまでは小さな一歩だ。不健康な行動によって、つまり過ちによって、人は死ぬのだ。

ただこの理論を実践に移すにあたって問題がいくつかある。ある落書きにこう書いてある。

俺は喫煙も飲酒もしない。夜遊びもしないし女と寝ることもない。食事はヘルシーで運動もする。
牢屋から出たら全部変わってしまう。

ラ・ロシュフコー公爵の『箴言集』のひとつによれば、「あまりにも厳しい食餌療法で健康を保つのは厄介な病気である[※16]」。

2．フィットネスの大流行

運動が必要だというのは、食ってばかりいて、なんにも頭を使わない人々が発明した、近代的な迷信だと、いっていた。競技が盛んになったからといって、人は長生きするようにもならなかったし、有用な人間にもなりはしなかった。[※17]（ジョージ・サンタヤーナ）

この言葉は99歳で死んだ[※18]哲学者の言葉として重みがある。かつてスポーツは遊びであり気晴らしだった。目的などなく、ホモ・ルーデンスの楽しい暇つぶしだった。スポーツ（sport）という言葉は古い意味では、歓喜（mrith）・冗談（jest）・戯れ（dalliance）と同じように、意味などない陽気な騒ぎを指した。ロバート・バートンは、著書『憂鬱症の解剖』の一章を丸ごと「運動」に割いている。ここでは「運動」という用語が、現代のたくましくあるためのマニュアルよりはるかに広い意味で使われている。バートンは鷹狩り、狩り、鳥撃ち（方法は銃、鳥もち、網、空き地、わな、糸、えさ、落とし穴、パイプ、呼子、隠れ馬、セッター犬、カモ型のおとりなど）、釣り、庭を掘り返すこと、鋤を引くこと、ボール投げ、乗馬、果樹園の散歩、友達に会いに街に出ること、気持ちいい夜にボートに乗って水の音楽を奏でること、歌うこと、踊ること、その他のふざけ戯れる楽しい活動を列挙している。

歴史上で医師が身体運動に関心を持ったのは最近のことだ。そして医師が運動の危険を心配したことはまれではない。だから、一八九五年にパリ大学のジェルマン・セー教授は、慎重な研究によって、12歳

※16 『ラ・ロシュフコー箴言集』二宮フサ訳（岩波文庫、電子版）。
※17 『最後の清教徒：長篇小説 上巻』阿部知二＋鵜飼長寿訳（河出書房）、21ページ。新字新仮名遣いに置き換えた。
※18 ジョージ・サンタヤーナは享年88歳。

未満の子供は自転車に乗るべきではないと結論した。ただし12歳になればほどよく自転車に乗ることは神経衰弱の治療として推奨できるかもしれないとしている。精神神経疾患の教授のG・H・ハモンドは、自転車に乗る習慣がある人の異常に発達した太ももを心配した。『地方医療ジャーナル』の編集者は、若いサイクリストが着る「奇妙に体を締め付ける衣服」について、「運動は心臓と肺にあまりに大きな負荷をかける（……）その結果は即死に近い突然死や後遺症のある疾患になるかもしれない」[36]と記している。ほかにはサイクリングが骨盤臓器に影響することを心配した人もいる。特に女性の骨盤臓器に。一八九五年の『ニューヨーク・メディカル・レコード』で、ドクター・テレサ・バナンはこんな意見を示している。

サドルは身体的にも道徳的にも女性を傷付ける。敏感な組織に圧力がかかり、その悪影響は計り知れない。さらに、サドルの衝突と振動は性的刺激として働く恐れがある。[37]

ドクター・ジョゼフ・プライスは、一九〇一年のフィラデルフィア郡医学会の面前で読み上げた論文の中で、「女性に急増している虫垂炎がゴルフ、クリケット、自転車その他の屋外スポーツによる」とした。[38]一八九六年の『メディカル・プレス』の社説は、自転車をたしなむご婦人方に「自転車の手」の警告を発した。自転車の手とは、平らで両端が膨らみ、ずんぐりとしていて、指が曲がっていることが特徴だという。[39]

H・マクノートン＝ジョーンズ医師は、何人かの女性の例から、サイクリングが心臓の拍動の異常や貧血や月経異常を引き起こすことを見て取った。さらに、マクノートン＝ジョーンズは「先端部が鷹のくちばしのようになっているサドルが深刻な性的刺激を引き起こしているであろうことにほとんど疑いを持っていない」[40]という。もうひとりの女性の病気の専門家、ドクター・J・W・バランタインは、自転車という新しい遊び道具から利益を得る女性がいるかもしれないと認めつつも、「より年上の女性は、特に閉経に近い女性は、この形態の運動にはきわめて慎重であるべきだ」としている。なぜなら医学の文献には自転車に乗ることで引き起こされた害の例が満ち溢れているから。甲状腺腫大、心臓の拡張、赤痢、虫垂炎、痴呆、ヒステリー発作、その他無数の例がある。[41] 自転車の苦悩を説くくどい説教に、最近では数年前に加わったものがある。『ロンドン王立内科医学会ジャーナル』で悪性黒色腫の6人の患者（うち5人は女性）が報告された。彼らは若いころに半ズボンで自転車に乗っていた。[42]

より穏やかな運動でさえ医学の検閲を逃れることはなかった。たとえばピアノの演奏がそうだ。一八九〇年代にはピアノの演奏は女の子の神経の過剰興奮性の原因と考えられていた。インドのゴア州で6，000人の女の子が検査された中では、ピアノの演奏による影響が出ていた子がなんと12％もいた。『地方医療ジャーナル』の編集者は、そうしたリスクを冒してまでピアノを演奏する価値はないかもしれないとコメントした。小さい女の子がピアノを演奏しても凡人のレベルを上回ることはめったにないのだから。[43] ローラースケートも医学の検閲にやられた。ドクター・ヒルという人はローラースケートを広範に研究し、ローラースケートで滑ると潜在的に病気になりやすくなると結論した。ヒルが診た中で最も手に負えなかった貧血はローラースケートが原因だった。もうひとつのローラースケートの害はおりものだった。女の子たちは「ほんの少し運動しただけでもおりものが悪化することを告白した」[44]。

それでも道徳家たちは、たくましい身体が愛国的義務であり、人種に対する義務であると教えた。大統領J・F・ケネディは懸念を示している。「我々はますます軟弱になっている。しかも身体的たくましさがますます失われている。これは我々の安全に対する脅威だ」。そして「自由を守るために必要なスタミナと強さ」を得るために、筋肉の屈伸をもっと重視する必要があるという。共産主義国家ではスポーツは政治的プロパガンダの一部となった。体育は学校の教科になった。大学の教員と教授が「スポーツ」を教えるために適切な終身在職の構造が作られた。何万という人間の顔をした蟻によるマスゲームは、多くの共産主義国家で年中行事となり、健康と美と、労働者の抑圧者に対する勝利を讃えた。

イギリスではフィットネスの大流行は第二次世界大戦よりも前から始まっている。アン・カルプフはイギリスのフィットネスの歴史を追跡している。[45] BBCラジオの健康トークは一九二七年に始まった。「健康と美の女性同盟」は一九三六年には9万人の会員を持っていた。同盟は「平和をもたらす人種的健康」を狙いとしていた。朝の体操プログラムはBBCが一九三九年に紹介した。身体のたくましさが重要なのは、たくましいほうが軍事的に有利だからだと推進論者は主張した。そのころイギリスは経済不況と栄養失調と失業の只中にあったわけだが。

ジョギングの話は教訓になる。というのもジョギングの話には健康上の関心と道徳と政治の相互作用の多くの面が含まれているからだ。一九六〇年代にアメリカは道徳的危機に陥った。ベトナム戦争、不穏な人種問題、貧困の広がり、法と秩序の崩壊、アメリカンドリームの崩壊。ムリエル・ギリクは、身体のたくましさに向けられた関心の根はもともと軍事にあったことを示した。身体適性国家委員会は一九四三年に国防総省の一部として設立された。その目的は被徴兵者の適性を向上することとされた。[46] しかし一九六〇年代のアメリカには適格な被徴兵者だけでは足りなかった。アメリカには宗教的刷新、愛国的な意味の強さが必要だった。それは健康的な食事とジョギングによって達成できるとされた。健康な未来への新たな信仰の誕生である。この底の浅い発想は中流階級には受けた。それから身体障害のない白人のアメリカ人にも広がり、ジョギングは「最大の霊的また知的可能性を発見する」方法となった。ジェイムズ・フィックスの一九七七年の著書『ランニングの本 完全版』は国民的ベストセラーになった。この本は、読めば「想像したこともないくらい」健康で幸せになれると約束した。フィックスは20年ほどジョギングを続けてきた。毎日コツコツと10マイルずつ。そしてフィックスはジョギングのコース上で一九八四年に死んだ。52歳だった。フィックスが死ぬまでジョギングの大流行は誰にも止められなかった。

その間、医師はフィックスよりさらに一歩進んでいた。一九七二年のオリンピックで、アメリカのフランク・ショーターがマラソンで金メダルを取った。同じ年にカリフォルニアの病理学者でマラソン走者でもあるトマス・J・ベスラーが、マラソンをすると動脈硬化と冠動脈疾患に対する完璧な免疫がつくという理論を思いついた。この信念はすぐに医学の専門家集団に取り込まれた。一九七三年から一九七八年の間には、心筋梗塞後の患者までが、マラソンを走れるよう体を鍛えるように勧められていた。そして医学ジャーナルにはマラソンランナーが死んだという報告が現れるようになった。シューズを履いた姿で、おそらく心臓発作によって。それでもベスラーはスタートのピストルを手放さなかった。ベスラーは「解剖によってマラソン走者に致命的な動脈硬化が証明されない限り、動脈硬化の予防のためにはマラソンを勧めることが賢明と思われる」[47]と言い続けた。ケープタウンのグルート・シュアー病院の循環器内科医が求められた証拠をただちに提示した。5人のマラソン走者が冠動脈疾患によって44歳、41歳、38歳、36歳、27歳で死んでいた。[48]「マラソン仮説」は、希望的思考が常識を忘れさせることの極端な例だ。ジョギングやマラソンをする人で最も多い死因は冠動脈疾患だ。[49]

医師に古典の教養が足りなかったせいだろうか？　紀元前四九〇年に、最初の「マラソン」走者のフェイディピデスがマラトンからアテネまで、ペルシア軍を破ったことをアテネ人に伝えるために走り、「喜べ、我らは勝った」という最後の言葉を残して死んだことを医師は忘れていたようだ。この伝説によればフェイディピデスはアテネから6マイルほど手前で息を継ぐために休んでいる。そこはシヒコと呼ばれていた場所で、今はアテネの郊外にあたる。フェイディピデスは警告を無視して死ぬまで走った。現代のランナーと同じように。

マラトンの伝説ほどは知られていないがよく似た話が、スイスの年間行事のモラ＝フリブール・レースの背景にもある。一四七六年に、スイス軍の兵士がシャルル豪胆公に勝ったことを伝えるために17km走ったことを記念しているのだ。その兵士は喜びの知らせを伝えたあと、フリブール広場の中央にあるライムの木の下で崩れ落ちて死んだ。[50]それでも少なくとも1人のマラソンランナーがフェイディピデスのまねをしようとしている。彼はTシャツにこんなメッセージをプリントしていた。「フェイディピデスのようにゴールラインで死ななければ良いマラソンではない」。この男性は49歳で、確かにそのように死んだ。『ニューイングランド医学雑誌』でドクター・コルトが報告している。[51]『ブリティッシュ・メディカル・ジャーナル』はある家庭医の死亡記事を載せた。その家庭医は「積極的健康のために献身した。彼はマンチェスター・マラソンを走った」。だから彼が45歳で急死したことは「いっそう意外なことだった」。[52]

ジョギングやマラソンをする人は特に、けがや慢性的障害の高いリスクを負っている。ジョギングをする人のおよそ10％が医療機関での診察が要る程度のけがをしている。バースキーが『不安な病人』で指摘しているように、アメリカで年間に治療されるスポーツ外傷はすべての種類を合わせると2千万件ほどになる。[53] ジョー・ニコルは、『ＢＭＪ』に載った書簡の中で、イギリスでは年間に１５０万件の運動に関連する外傷を医師が診察し、そのけがによって働けなくなった日は５５０万日と推計している。[54] オランダの健康上の重要事項について、「ドゥンニング・レポート」と呼ばれるレポートがある。このレポートのスポーツについての章は、スポーツに参加することが健康上のコストを増やすか減らすかは明らかでないと結論している。[55]

アメリカの循環器内科医のヘンリー・ソロモンは、アメリカで毎年４万人のアメリカ人が健康のため運動している最中に死んでいると推計した。[56] 誰でもジョギングを始める前には医師の診察を受けて医学的に許可を得るべきだと、医師なら主張するかもしれない。しかしそんなことは実行不能でありほとんど価値もない。運動負荷試験のような検査は信頼できない。何百万というジョギングする人の全体をスクリーニングにかけることには莫大な費用もかかる。ドクター・グラボイズはアメリカでそんな検査をすれば年間20億ドルかかると推計した。潜在的異常を治療することまで含めれば１１０億ドルが加わり、そのうえ侵襲的診断手技の過程で発生するかもしれない医原性死亡というコストは計り知れないという。[57]

ジョギングで命を延ばそうとして時間を無駄遣いすることの馬鹿馬鹿しさは『タイムズ』紙に投書した15歳の子供の問いかけにきわだっている。

サー、今は命を延ばすためにジョギングがはやっていますが、言ってもいいでしょうか？　毎日10マイル走って、80歳まで長生きしたとすると、だいたい9年間走っていたことになります。そんなことをする価値はあるのでしょうか？

アリステア・クックはBBCの番組「アメリカからの手紙」の中でこの手紙を読み上げて付け加えた。「要するに生活を削って命を延ばそうとするのは馬鹿馬鹿しいことがわかったわけだ」[58]。もうひとつ単純な計算をすれば、70年間毎日3時間テレビを見ると、人生で使える時間はさらに9年短くなる。ブライアン・アップルヤードはロンドンマラソンについてこう言った。「こんなふうに地域のお祭りの中でも最悪のタイプと健康ファシズムの強迫的ながらくたを組み合わせることで、ロンドンマラソンは我々の時代で最も愚鈍で有害なもののイメージを引き受けている」[59]。「テモテへの手紙一」にはこう書いてある。

信心のために自分を鍛えなさい。体の鍛錬も多少は役に立ちますが、信心は、この世と来たるべき世での命を約束するので、すべての点で益となるからです。[※19]

ローマのユウェナリウスの詩にある「健全な体に健全な精神が宿るように祈れ」は医学的勧告ではなく詩である。健康な体と正気の心の両方を持っていて、精神的訓練と身体的訓練によってその状態を維持しようと決意した人のためには立派な理想である。訓練が有益であることに議論の余地はない。我々は囚人を訓練し、馬を訓練し、犬を訓練する。チョーサーの『カンタベリー物語』にある「尼僧付の僧の物語」に出てくる年寄りの未亡人は、ワインを飲まないことで元気でいた。そして「適度な食事がこれすべて彼女の薬でした。体を動かしたり、また、心の満足をもつことも薬でした」[※20]。しかし、仕事や遊びで動き回るという自然で自発的な人間の活動が、あるいはホモ・ルーデンスらしくさまざまなスポーツや気晴らしをすることが、処方されるものとなったとき、そして「運動不足」が医療化されて早死にの「危険因子」と呼ばれるときは、眉に唾をつけるべきだ。

3. 食品主義

食事（diet）という言葉はギリシャ語で「生きかた」を意味する言葉から来ている。この感覚は古英語にも残っている。古英語で diet は「生活と考えのありかた」という意味だ。現代は一周回って元に戻っている。政府が「国民の食事」と言うとき、「食事」とはときどき板チョコとかポテトチップスをやめておくというだけでなく、幸福と健康に至る道は生きかたを変えて「健康的な」食事をする者にだけ開けるという意味合いを含んでいる。偉大なる自由のアメリカの大統領トマス・ジェファーソンは、政府が人民の食事に口出しをすれば、人民の体は魂と同じように悲しむべき状態に陥ってしまうことを見て取った。diet という言葉は普通、ある種の欠乏状態を指す。犯罪者は監獄食（prison diet）を、患者は病院食（doctor's diet）を食べさせられる。ドクター・ジョン・ハーヴィー・ケロッグは、「国民の堕落が一時は世界を支配した。それは食事（diet）のぜいたくから始まった」と信じていた。この考えは多くの独裁者に共有された。中国の食糧不足によって、時の指導者の趙紫陽は中国人に「健康食」をあてがうことになった。「健康食」とは肉、魚、卵をあまり食べないことを指す。対してルーマニアの独裁者のチャウシェスクは、公衆に対して食べ過ぎは健康の深刻な脅威であると警告した。

※19　テモテへの手紙一 4：7–8。
※20　『完訳　カンタベリー物語（下）』桝井迪夫訳（岩波文庫）、51ページ。

食事と食べる楽しみは別のことだ。消化器内科医（gastroenterologist）は美食（gastronomy）について多くを知っているわけではない。婦人科医がトリスタンとイゾルデの愛について知らないのと同じことだ。有名な疫学者が今、すべてのがんの85％までが食べることと何らかの関係があると主張する。また別の疫学者は食べることと心臓病、肝臓病、腎臓病、脳の病気、腸の病気その他との結びつきを発見したと信じている。この情報を聞いた人たちは、夕食の席に着くときにも気を遣ってしまう。二度と物を食べる気がしなくなってしまう人もいるかもしれない。医師は素晴らしい食事法を編み出そうと試みてきた。そして、その食事法に従えば、食べて死ぬことと食べないで死ぬことのあいだで安全な航路を舵取りしていけるはずだった。その食事法には簡単なタネがあった。おいしいものは禁止する。味気ないものは勧める。

哲学者でさえ食事を気にしていた。「豆を食べるな（kuamoi apekhesthai）」というのはピタゴラス学派の重要な教えだった。この禁止事項の解釈は割れている。一説には性的に度を越すことの警告だという（kuamoi は「精巣」という意味もある）。またピタゴラスは学生が授業中におならをするのを嫌ったともいう。ジョナサン・スウィフトは、プルタルコスとキケロに従って後者の説を採る。スウィフトは新婚の夫婦に向けてこうアドバイスした。

健康に良い食べ物だけを食べさせなさい。風を立てるものを食べさせてはいけない。これはサモスの賢人ピタゴラスが弟子に豆を禁じた理由だ。[※21]

聖職者たちが魂の未来のために教える内容はしばしば偶然にも医師が言うことと似ている。優雅なものをあきらめること、肉を食べないこと、断食は罪をつぐなう苦行の要素だ。だからたとえば一九八五年の夏にアイルランドで、記録的な大雨のため農夫の生計が脅かされたとき、枢機卿オフィイックは祈る人々に命じて信心を証明させた。それはひとりひとりが喫煙・飲酒・娯楽を減らし断食をすることで犠牲を捧げるということだった。楽しみを避けて神の怒りを逸らそうとすることは、医学的清教徒たちの推奨と驚くほどよく似ている。医学的清教徒は「文明病」を避けるためにタバコ・アルコール・婚外のセックスを慎み、食事制限を守る。彼らの勧める食事は日常的な食材を禁止したもので、赤い肉も、バターも、塩も、砂糖も、卵も入っていない。

「シラ」37：30−31にはこうある。

食べ過ぎれば病気になり、むやみに食べると吐き気を催す。多くの人が大食して死を招いた。用心する人は寿命を延ばす。※22

この常識的なアドバイスは何世紀にもわたって役に立ってきた。しかし健康づくり論者のキャリア形成の足がかりとするにはあいまいすぎた。「科学的」に見せるために、食事のアドバイスは特定の禁止と推奨に基づいていなければならなかった。それも統計と学術組織と、論者が操る「相対リスク」とか「危険因子」とかいうわけのわからない専門用語に支持されていなければならなかった。しかし「何事もほどほどに」という教えもまた、ほどほどに受け取らなければならない。中庸と過剰の差は、40ワットの電球と

※21　詩「ストレフォンとクロエ」。
※22　出典表記は原文では「37：34−35」とされている。

地中海の太陽の差ほど大きい。大食家が食べすぎに耐えて生き残ることもある。そしてベジタリアンもいずれはすべての血肉あるものと同じ運命をたどる。時にはダイエットが自然に行われることもある。たとえばクリスマスで食べすぎたあとの年末だ。マーク・トウェインが折悪しく夕食に招かれたとき、トウェインはこんなお詫びを言った。

行けません。私の家族の体質で、夕食が消化されないで体に3週間もとどまるのです。だから私はここで寝て、ダイエットをして、下剤を飲んで、産み落とさないといけないのです。生まれたらあなたの名前をつけましょうか？[※23]

人生が続く限りは楽しむという中世の感覚は、しだいに身体的清教に置き換えられていった。清教を広めたのは17世紀の健康改善論者だ。菜食は神話的新プラトン主義と織り交ぜられつつ18世紀のブームになった。[60] 19世紀から20世紀の健康改善論（たとえばグラハム、オールコット、ケロッグ）に通底する哲学を、ジェイムズ・ウォートンは一種の身体的アメリカニズムと呼んだ。その信仰では、身体的救済を求めて努力する者は報われるのであり、病気と死は思慮ある生活習慣によって避けることができる。[61] グラハムの追随者は外見で馬鹿にされた。

まるで一度パンパンに膨らんでから空気が抜けた浮き袋のようで、しわしわのくちゃくちゃの怠け者、目は女からほんのちょっとの小遣いをもらって暮らしているヒモ男のように暗い。彼を見るとキッチンのトングを思い出す。足とスネと頭しかなくて腹がない。内臓を抜かれたガチョウみたいなかわいそうな生き物で、竹の杖みたいに中身が空っぽで、倍ぐらい黄色い。[62]

グラハム自身は長く生きなかった。57歳で死んだ。グラハムの弟子のドクター・ウィリアム・オールコット（一七九八―一八五九）は、グラハムの直感に、つまりヌカがついた野菜の健康的な価値に、あるいはタバコやアルコールやスパイスや砂糖やコーヒーや紅茶やセックスの危険に、医学の蘊蓄を付け加えた。オールコットは『道徳の改善者』という雑誌を創刊した。またオールコットはアメリカベジタリアン協会の設立メンバーでもある。

ベジタリアンの集団はいろいろな人の寄せ集めだ。ベジタリアンの中には至って普通の考えを持っていて単に肉が好きではない人もいる。その一方で肉を食べないことを宗教的ないし道徳的原理によって説明するベジタリアンもいる。たとえば肉は肉欲を引き起こすとか。菜食によって長生きできると信じている層もいる。動物の権利を主張する人は殺された動物の死体を食べることを忌み嫌う。『デイリー・エクスプレス』紙のJ・B・モートンはこう考えた。

ベジタリアンは意地悪でずるそうな目をしている。ベジタリアンは冷たく打算的に笑う。ベジタリアンは子供をつねったり、切手を盗んだりしながら、水を飲み、ひげを蓄える。

食べ物を話題に空騒ぎを仕掛ける人にはいろいろな種類がある。あまりに多いのですべて列挙すれば百

※23 *Mark Twain's Letters, Volume 5 1872-1873.*

科事典のAからZまでが例で埋まってしまうだろう。一例を挙げるならニンニクだ。水洗便器を発明したサー・ジョン・ハリントンはこう謳っている。

　ニンニクには命を救う力があるので、我慢しなければならない。息が臭くなるが。哲学者のようにニンニクを馬鹿にしてはいけない。ニンニクは人を仲良くさせ、飲ませ、臭くするだけだ。[※24]

ニンニクの魔法の力に最近加わったのが、心臓発作を防ぐというものだ。食べ物の空騒ぎは馬鹿な人だけの趣味ではない。『アメリカ医師会雑誌』の「内心」というコーナーに、[※25]ある循環器内科医が4歳の娘のアリエルのことを感動的に書いた記事がある。アリエルはおばあちゃんが買ってくれたアイスクリームを食べようとして冷蔵庫をこっそり開けるところを見つかった。「家の中の会話を聞いて、アリエルはどの食品に飽和脂肪やコレステロールが多くて食べてはいけないかを知っていた」。アリエルは悪いことをしたと感じていた。アリエルのパパはアリエルが自分を責める気持ちになったのをすまなく思った。パパはアリエルのコレステロールを測っていなかったことにもうしろめたさを感じた。しかしパパは「専門家のあいだでも小さい子供のスクリーニングをいつ始めるかは意見が一致していない」と考えて自分を慰めた。[(63)] かわいそうなアリエル！

人間が何を食べても生きていけるという事実には驚くべきものがある。オーストラリア生化学会長のマイケル・トレイシーは講義で、ステファンソンという人物が北極で肉だけを食べて9年間生きていたことに触れた。それどころかステファンソンは82歳まで生き、最後の23冊目の著書を80歳のときに出した。人間はいろいろで、食習慣も驚くほど多様だ。ある人の栄養になるものがほかの人には毒になる。ちょうどセックスが生殖本能だけではないのと同じように、食べることも生存本能だけではない。ある人の楽しみはほかの人には倒錯に見えるかもしれない。お熱いのが好きな方もいれば、生が好きな方もいらっしゃる。ことほどさように味覚は多様である。バートンは『憂鬱症の解剖』で、すべての人が自らの法であるべきだと書いた。バートンはティベリウスに賛成した。ティベリウスは大人の男が食べ物ごときのことでほかの人に相談するという考えを笑った。おまじないのような食事法を全国民に向けて勧めることは愚かだ。保健局の勧めだろうと、政府だろうと、世界保健機関（WHO）だろうと同じことだ。それは船乗りに向かって、行き先の港を知りもしない人が、どんな風を選べばいいか教えるようなものだ。

人々は毎日、健康についての事実もどきを浴びるほど聞かされている。メディアはご親切にも新しい食事の「躍進」を求めて医学の文献を探し回り、新事実とやらを教えてくれる。がん予防のためにブロッコリーを食べなさい、脳卒中予防のために塩を控えなさい、便の量を増やして大腸がんを防ぐためにドアマットを細切りにして食べなさい、妊娠中にレバーパテを食べてはいけません。『タイムズ』紙の社説によれば「健康情報の脅し文句と食べ物の空騒ぎは潮が満ち引きするように移り変わるもので、そのスピードには『健康的に』食事をしている人ならほとんど追いつけない」(64)。

一八七八年に、ロンドンの有名な医師で『町医者』というジャーナルの編集者でもあるサー・トマス・

※24 *The school of Salernum; Regimen sanitatis salernitanum : the English version.*
※25 『アメリカ医学雑誌』の誤りだが、いかにも『アメリカ医師会雑誌』の「内心」コーナーに載っていそうな内容ではある。

ローダー・ブラントンが、自分のジャーナルにこう書いた。結核の主な原因のひとつがバターの値段だ。こんなに高くては買えない。ブラントンは、神経を使う仕事には脂身のベーコンが一番だと考えていたため、患者を診る前、医学生に講義をする前の朝食には脂身のベーコンを食べた。ブラントンはある男性の例を回想している。その男性は神経衰弱だったが、アイルランドに行って脂身の肉とウィスキーにどっぷり浸かっていたら治ってしまった。サー・トマス・ブラントンは脂身のベーコンでなかなかの成績を収めた。つまり72歳まで生きて一九一六年に死んだ。(65)

一九三〇年代と一九四〇年代には、高脂肪食はまだ健康食として医学の専門家が勧めるものだった。一九五〇年ごろからあとは、乳脂肪と肉は心臓病の原因と疑われるようになった。ただし米国科学アカデミーと全米研究評議会は一九六六年にもまだ、食事の脂肪と健康についてのレポートで、食事から脂肪を劇的に減らして利益があるかどうか十分な証拠はないと言い続けていた。むしろそんなことをすれば「予想のつかない有害な影響」が出ないとも限らないという懸念を示した。(66) 一九六六年以降、この賢明な忠告を覆す新しい証拠は出ていない。変わったことと言えば、いくつもの専門家委員会が証拠のないガイドラインを、しばしば証拠に反するガイドラインを、発行するのにためらいがなくなったということだ。だから、たとえば一九七〇年にはアメリカの専門家のグループが、疲れを知らない反コレステロール運動家のジェレミア・スタムラーに導かれて、事細かなガイドラインを発行した。そのガイドラインはすべてのアメリカ人に向けられたもので、乳児や妊婦や高齢者も対象としていた。バター、卵黄、ベーコン、ラード、スエットは食べてはいけないとされた。(67) すべての食べ物が急に「いいもの」と「悪いもの」に、「健康的なもの」と「不健康なもの」に分けられた。このようなガイドラインはアメリカ医師会にも採用された。そんな食事療法で寿命が延びるという証拠はどこにもなかった。ある批評家がこのように指摘した。(68)

食事を大きく変える勧めは、バター、卵、生乳、チーズ、牛肉といった栄養になる食べ物を無駄に無視している。それは無責任に近く、ニセ医学の雰囲気を帯びている。

この著者のK・A・オスターは未来を正しく予言した。

血清コレステロール値を下げる使徒たちが使いこなす脅しのテクニックのせいで、自分は病気だと信じ込み、健康にいいものを食べなければとおびえる人たちが現れるだろう。

このパニックはいまや、身近なあらゆる食べ物と飲み物に広がっている。もし例が要るならひとつを挙げておけば十分だろう。湾岸戦争で人質になったあるアメリカ人のことだ。彼は2日間目隠しと手錠をかけられ、何も食べていなかった。彼を捕らえたアラブ人がマグカップに入った紅茶を勧めた。彼はカフェインがあるからと言って断った。[69]

一九七六年に、英国王立内科医学会と英国循環器学会がアメリカの食事統制をまねて、似たようなガイドラインをイギリス人向けに出した。[70] 推奨のひとつは、脂肪の摂取量を全エネルギー摂取量の35％にまで減らすことだった。この数字に根拠はない。そのころ脂肪-心臓仮説の主な支えとされたのはいわゆる〈7か国研究〉だ。7か国研究はまた、コレステロールが悪であるという証拠を示したと（誤って）考えられていた。しかし7か国研究によれば、心臓病が最も少ない地域、たとえばクレタ島では総脂肪摂取量は40％であり、イギリスと同じだった。[71] オランダは当時のヨーロッパで最も平均寿命が長かった国のひとつだが、脂肪から摂取される総エネルギー量はなんと48％だった。[72] アフリカ大陸東部のマサイ族は、カロリーの66％を脂肪から摂っているが、血中コレステロール値は極端に低く、動脈硬化はまれにしかない。[73]

同じように、無数の委員会が多価不飽和脂肪の摂取量を10％まで増やすよう勧めているが、それが健康を増進する効果とやらを支持する証拠はどこにもない。反対に、多価不飽和脂肪酸は取りすぎると発がん性を持つ可能性がある。また7か国研究によれば心臓病が最も少なかった集団は多価不飽和脂肪を3％から7％しか摂取していなかった。[74] さらに、脂肪摂取量を現在の40％から30－35％にまで減らすということは（あるいは鼻息の荒い連中の案に沿って25％まで減らすなら）、半世紀前のグラスゴーのスラムのレベルまで脂肪摂取量を後戻りさせることを意味する。[75] 医学の専門家はちょうどそのころ、もっとバターを、卵を、肉を食べて、牛乳をたっぷり飲むよう全国に求めていた。

ふたりの研究者が『アメリカ公衆衛生ジャーナル』で、脂肪とカロリーを減らせとは言うもののどこか奇妙な議論を提示した。彼らは太っていることが健康に悪いだけでなく世界の経済にも悪いと主張した。なぜなら一九七四年にアメリカで使われたエネルギーの16・5％が食品製造と消費にかかっていたからだ。すべてのアメリカ人が「理想的な」体重に戻れば１６０兆英熱量に相当する節約になる。すなわち、「よりわかりやすく言えば、ダイエット期間には13億ガロンのガソリンに相当するエネルギーを、以後は毎年7億5千万ガロンを」節約できる。この「節約」は「インド人2千万人分のエネルギー需要」に応えることができるのだという。[76]

一九八〇年代の終わりまでに「正しい」食事の公式が成立した。その公式を世界中の「総意による」委員会が採用した。それはこういうものだ。脂肪は30％を目標に減らす。脂肪の内訳は飽和脂肪、単価不飽和脂肪、多価不飽和脂肪を同じ量ずつ。コレステロールは1日300㎎まで。塩分は目標1日3ｇに。魔法の数字の「3」はグリム童話を思い出させる。こうした勧めは、地域全人口を対象にした研究から有益だという証拠が示されることもないまま、採用され、広められた。アーレンスが指摘しているように、当時あった2件だけの研究（ロサンゼルス退役軍人研究とフィンランド精神病院研究）は、何らの利益を示すこともなかったし、違った種類の食事を採用していた。だから新しい食事の推進者は明らかに「試されてもいない食事療法を、国民に向かって、違う食事のテストで得られた証拠に基づく推論によって、宣伝する意図を持っていた」[77]。とはいえ、「栄養と人間的必要についてのアメリカ上院特別委員会」は普通の人から見れば（普通の医師から見てさえ）あまりにまぶしく栄光に包まれ、疑問を投げかけることなどできなかった。そして彼らのレポートの「アメリカの食事目標」はほかの国も従うべき青写真となって今に至る[78]。

この委員会の主張はパニックを呼んだ。アメリカの食事は「公共の健康に対して喫煙と同じくらい大きな脅威である」、つまり「公共の敵ナンバーワン」のタイトルを争う位置にいる。そして「アメリカでは主要な10種類の死因のうち6種類が食事との関係を指摘されている」。人は食べると死ぬらしい。

特別委員会のレポートを批判したまれな例のひとりがアルフレッド・ハーパーだ。ハーパーは特別委員会が参照した研究は不適切であり不十分であり、この推奨のような結論を導くことは正当化されないと訴えた。またハーパーは特別委員会のガイドラインをほかのでたらめや空騒ぎと似たようなものと扱った。「彼らは奇術的思考でもって、よく知りもしない病気を何でも治す万能薬を約束する」[79]。ハーパーは生化学と栄養学の権威ある教授だった。ハーパーにとって、すべてのアメリカ人に「彼らがひとりひとり持つ健康問題の性質とも関係なく、どこが痛いか痛くないかとも関係なく」同じ食事を勧めることはさっぱり理解できなかった。アンリ・ド・モンドヴィルは手術についての本の中でこう書いた。

誰にでも同じものが当てはまると信じる者はみな大馬鹿者である。医学は人類全体に対して実践されるのではなく、すべて個別の顔を持った個人に対してなされる。[80]

ド・モンドヴィルも七〇〇年後のすべては予見できなかった。まさか国民全員を「患者」にする強制的食事同一化（dietary Gleichschaltung）のゲームが行われていようとは。

一九八一年の十月に、ドクター・ジェレミア・スタムラーとドクター・ジョン・ファークワーがロンドンに降り立った。そしてアメリカ大使館からイギリスへ警告を出した。イギリスは眠りから覚めて動き出すべきだ。心臓病でやられた死体の山をなんとかしなければならない。つまり、アメリカの前例と見本に従わなければならない。

彼らの考えは電撃戦でイギリスの地域社会を襲うことだった。テレビＣＭと映画とハウツー本の弾幕で。後援には同じ物語を伝えるリーフレットの吹雪がある（……）そうすれば1年に10万人以上の死亡を減らせるだろう。[81]

10年後、同じ電撃戦根性が予防主義者たちの群れを支配した。有名なハーバード大学の栄養学者のフレデリック・ステアは、『ウォール・ストリート・ジャーナル』の解説文を引用して、アメリカ医師会と製薬会社と食品産業とテレビのパーソナリティがぐるになって繰り広げているキャンペーンについてこう書いた。

（一九八九年の）二月から七月の間に、このキャンペーンは大衆と医師たちに電撃を与えるだろう。広告とチラシとテレビ番組とコレステロールを減らす本で。それが目指すのは、高コレステロールと心臓病への関心を、関連商品と医療サービスに結びつけることだ。[82]

医学の専門家集団はますます商業化し、製薬産業と食品産業との間に密接な結びつきがある。このことを明瞭な分析で書き記したのが、調査ジャーナリストのT・J・ムーアによる『心臓の失敗』[※26]という本だ。[83] しかしこの結びつきだけではコレステロール狂の一部分しか説明できない。あるいはもっと肝心な要素は、食の救世主たちの希望的思考と英雄的情熱、科学的な証拠として必要なものは何かということに対する無理解かもしれない。

脂肪-心臓仮説を批判的に検討すれば、不確かな点や矛盾は無数に見つかる。そもそもおすすめの食事が血中コレステロールを有意に減らすことが証明されていない。さらに血中コレステロールを減らせば心血管疾患のリスクを減らせることも証明されていない。[84] 第三に、提案された食事をして長期的に有害な影響がないとも証明されていない。[85]

※26　原題はHeart Failure。「心不全」とのダブルミーニング。

食事-心臓仮説についての混乱した思考の例が、国立衛生研究所の「血中コレステロール低下についての合意会議[86]」と、それにくっついている社説だ。[87] 編集部の記者は一方でこう認める。

我々が動脈硬化の原因をまだ知らない(強調は原文)こと、(および)純粋に科学的な基礎によって軽度から中等度の高コレステロール血症を減らすことの有効性を結論しうる証拠があると認めることが難しいことは認識しなければならない。

次に記者は「食事の脂肪分は総カロリー摂取量の30%を超えるべきではない(20%未満であってさえよい)。飽和脂肪の摂取量は10%未満でなければならない(6%未満か8%未満であってさえよい)」という合意を選ぶ。合意に関わった専門家は他方で、「食事の適切な変容がコレステロール値を下げることには疑いがない」と言い、適切な変容というものが「冠動脈疾患に対して有意な防御効果をもたらすだろう」とも、そんな食事が「すべての家族に、2歳未満を除いて誰にでも手が届くものであるべきだ」とも言っている。つまり科学的な証拠などなくても専門家は「合意」が証拠の代わりになることを信じて疑わなかった。なぜなら彼らは、多くの人の希望的思考が現実を反映していない可能性を想像できなかったからだ。

ロンドン大学衛生熱帯医学大学院人間栄養学研究科長のフィリップ・ペインは、ある講義で、ペイン自身が個人的にはこのような勧めを無視していると言った。こんなものは「いわれのないアドバイスであり、良く言っても熱意の空回り、悪く言えば失敬」だという。しかしペインはこのようなアドバイスが一般大衆に害をなすかもしれないことを心配していた。大衆は食べるものが不安になり、そのようなアドバイスが科学的に何を言っているのかを試すこともできない。ペインによれば論点はこうだ。食事運動家たちが「利益の有無にかかわらず我々が従うことを望むのか、それともまたぞろ、大衆をもっと『面倒を見てくれる』専門家に依存する体質にしたいのか?」。[88]

ディグビー・アンダーソンが「食品レーニン主義」と的確に描写したものには、政治とイデオロギーの問題が複雑に関係しているのだが、その多くは無視されてきた。J・R・ケムは、食べ物の主義主張がただ「健康」だけの問題だと信じるふりをやめるべきだと提案した。

食べ物について放任主義を唱える人は、食べ物をどうにかしようという考えの根底にある仮説は実質的に何一つ証明されておらず、ただ理屈から出た疑いを超えるものではないと正しく指摘している。

そしてケムは、たとえ健康づくり論者の主張が正しかったとしても次のように言う。

利益を得る人は少数であり、不便になる人が多数だという不都合な事実が残る。[89]

強制的食事キャンペーンの特徴のひとつが、誰も消費者に何を望むかを尋ねないということだ。きっと消費者は何が自分にとって良いものかを知らないので尋ねる必要などないのだ。バーナード・レヴィンは、『タイムズ』のコラムで、なぜ自由の国にそもそも「食事目標」などというものが必要なのか、脂身の好き嫌いで争うようなことはマザーグースに出てくるジャック・スプラットとその妻になぜ任せておかないのかと疑問を発した。(90) しかしレヴィンには失礼ながら、みんなが好きなものを食べていいと言われたら、無政府状態になってしまうのではないか？　朝食にベーコンエッグなんか食べる人が出てきたらどうしよう！

実際、ケムが多数の不便と呼んだものは、食べるものを変えても利益がない多数派の人にとって、「不便」では済まないかもしれない。コレステロールを減らすことは必ずしも良いことではない。フランクらは、コレステロール値がもともと225㎎／dℓ未満の人がコレステロールを減らすと死亡率が上がるかもしれないという説を唱えた。(91) その論理はうなずけるものだった。フランクのような憶測は道行く人々の目に入れないようにする必要があった。理由は明らかだ。人が「国民食」を食べ始める「コンプライアンス」[※27]が弱くなってしまうかもしれないからだ。

イギリスの主要な食事シンクタンク（笑）は、NACNE（国民食育指導協議会）とCOMA（食品政策の医学面についての委員会）という別名で知られている。NACNEの文書には（「一般大衆向けではない」としながら即座に公開されたものだが）、「心臓病は食事の総脂肪量を総エネルギー量の30－35％に減らすことで予防できる」と書かれている。(92) この記述の証拠は提示されていない。存在しないのだから当然だ。1年後にCOMAがNACNEの見解を繰り返した。COMAは前文に奇妙な文を挿入した。「（食事と心血管疾患の関係の）証拠はまだ証明されていない」(93) のだという。これは正しい。証拠などない。しかしそのことによってCOMAは止まらなかった。COMAは5歳を過ぎた全国民に向けた推奨を作った。COMAとNACNEのレポートに共通して、いっそ興味深いと言いたい逸脱点がある。どちらも卵を食べることには無頓着なのだ。この点はのちに修正された。

サー・ケネス・ブラクスターは、COMAのガイドラインが政治的には好都合に見えるが、科学的には擁護できないことを指摘した。そこには「国民の食事を修正して脂肪酸の構成割合を変えなければならないという結論に何の合理的根拠もない」からだ。動物性脂肪が有害だという信仰をサー・ケネスは退けている。こんなものは民間伝承にすぎない。似たような信仰は史上無数にある。たとえば19世紀から広く出まわっていることわざがある。「魚は脳にいい」[94]。

食事キャンペーンが国民全体のコレステロール値に少しでも影響しただろうか? 国民食事調査の結果によると、イギリス人は卵を食べなくなり、バターは10年前の半分になり、砂糖も減り、低脂肪乳を飲むようになり、多価不飽和脂肪の割合は増えた。洗脳されてご苦労なことだが、それでも全人口平均の血漿[※28]コレステロール値は同じだった[95]。にもかかわらず、農業省の前政務官は「より健康な国民の食事に向けた絶え間ない前進を歓迎した」[96]。実際は、推奨されている低コレステロール食は、すべての比較対照試験のレビューによって、何の効果もあるとはいえないことが示されている[97]。この状況はあいまいだ。「進歩」と「停滞」が同時にやってきている。その状況を健康運動家たちの宣伝は利用してきた。彼らが自分のレシピの業績を示したければ、国民の食習慣が変わったという「ポジティブな」変化を挙げればいい。逆にイギリスがヨーロッパの病人[※29]なのだということにしたければ、平均コレステロール値が変わっていな

※27 コンプライアンスとは、法令遵守という意味から転じて、患者が食事療法などの医師の指示に従うことを指す。近年は患者が自ら選んだ治療方針を一貫させるという意味のアドヒアランスという言葉が使われることが多い。

※28 通常、コレステロールは血清を使って測定するが、引用元の文献にはplasma（血漿）とあり、シュクラバーネクはそれに倣っている。

※29 一九六〇年代前後のイギリスの経済停滞を指して言われた言葉に掛けている。

いこと、総脂肪量が変わっていないことを指摘する。それでイギリスはヨーロッパの国でも死に向かう急先鋒だということになり（時には世界の最先端だと主張されることもあり）、健康運動家の夢を追うためにもっと金を出せと要求できる。アメリカでは「国民の心臓を守る連合」と自称する団体が、アメリカのメディアを広告で埋め尽くし、大きさ1インチもある字で「アメリカの毒」という見出しをつけ、その毒とはコレステロールであると宣伝した。マンデル・クレイトン司教はかつて「良いことをしてまわる人ほど害になる人はいない」と喝破した。

　コレステロール摂取量を1日300㎎未満に減らすという勧めを正当化する科学的な証拠はない。300㎎というのは完全に恣意的な数字だ。1日1500㎎を食べる試験の対象者では血清コレステロール値は平均10％上がっただけだった。そしてより長期においては遺伝的に決まった水準まで戻る傾向にあった。独立した4件の試験において、卵の消費量と（卵は食事の主なコレステロール源だが）血清コレステロール値の関係は何も示されなかった。[98] 1日に25個の卵を数十年にわたって食べてきた人（！）でさえ、血中コレステロールには何の影響もなかった。この男性は卵が大嫌いなのだがどうしてもやめられなかったのだという。[99] ここを読んでいる方は、コレステロールは脂肪ではないということを覚えていてもいい（化学的にはコレステロールはステロイド骨格を持つアルコールである）。「コレステロールが入っていない」と宣伝される食用油やピーナッツがいろいろとあるが、この宣伝は誤解を招く悪意ある宣伝だ。食用油やピーナッツにはもともとコレステロールなどないものなのだ。

　血中コレステロールの数値は現実的な目的の役には立たない。コレステロール値には、個々人が将来心臓発作を起こすリスクを予言する力などない。[100] 食事や薬で血中コレステロール値をいじっても、全体として死亡率に影響はない。ただしがん死亡のリスクは有意に増えるかもしれない。[101] こうした不都合な事実は、「合意」委員会のレポートでは決して取り上げられない。理由は簡単だ。トップ医学誌『ランセット』の社説が、アメリカの食事修正の勧めの理論的根拠に疑問を呈している。その勧めは公衆衛生局に後押しされているのだが、「公衆衛生局将軍様のお馬や家来をみんな集めても、※30 飽和脂肪がふらちな悪行三昧に手を染めるという証拠のかけらも見つけられなかった」わけだ。『ランセット』はこういう立派な疑いの目を持つことでときどき名を馳せる。この社説はさらに続けて公衆衛生局長官を冷笑する。長官自身が食べた脂肪、食物繊維、複合炭水化物の割合を計算してみせたのだ。そうすれば「我々は意志決定をする前にまず、ソファにもたれて彼がそんないやらしい病気になるかどうか見物することができる」のだそうだ。(102) これが最善の医療ジャーナリズムというものだ。権威に歯向い、証拠なくもったいぶった言説と戦い、「証拠はどこだ?」と問う。「その仮説は反証可能性があるのか?」と問えばなお良い。

公的なガイドラインのいい加減さ、知的厳しさの欠如、思慮のないお役所言葉、事実をあからさまに無視すること、証拠をうっかり間違って解釈してしまうことは、陰謀のせいではない。これはお祭りなのだ。たとえば「アメリカ人の食事ガイドライン」はアメリカの農業省と厚生省が共同で発行したものだが、「コレステロールが200㎎/dℓを超えると心臓病のリスクが増加する」と書いてある。(103) この文はいくつかの面で誤解を招くものだ。まず、コレステロール値がたとえば210だと200よりも危険だという含意がある。そんな証拠はない。第二に、200を下回る水準のほうが良いという含意がある。そんな線引

※30 マザーグースにある、卵の擬人化であるハンプティ・ダンプティの詩を下敷きにした表現。「お馬や家来には割れた卵をくっつけることもできないので、卵の害を示せないのも仕方ないだろう」という皮肉。

きは完全に恣意的であり、実感できるような意味はない。第三に、コレステロールを２００以下まで下げるために人が努力することが望ましいという含みがある。そんな努力は必要ないどころかむしろ危険を増すかもしれない。

　このガイドラインは新清教徒からのメッセージでいっぱいだ。アルコールの章もある。そこでは「中等度の飲酒は心臓発作のリスクが下がることにつながると示唆した研究がある」と書かれる一方で、「飲酒はまた高血圧と出血性脳卒中のリスクが上がることにもつながる」とされている。ここで「示唆」という言葉に注意してほしい。利益にはいくらかの疑いがあるということだ。そして高血圧と脳卒中のリスクは確実と思われる。事実はこうだ。そんな証拠はない。中等度の飲酒が危険なほどの高血圧をもたらすとは言えない。またどんな種類の脳卒中も、中等度の飲酒と結びつくとは言えない。どちらかと言えばガイドラインの反対が正しい。たとえば、フラミンガム研究（別名「心臓の研究のロールスロイス」）で、「血圧は飲酒しない人のほうが少し飲む人よりも高い。しかし飲む人どうしで比べると多く飲む人のほうが血圧が高い」とされている。[104] イギリスの研究では、「少しの飲酒（週あたり30ユニット未満）は全然飲まない人に比べて脳卒中の相対リスクが少ないことと関連する」[105] という。同じように、８７、５００人の看護婦[※31]を調べた研究で、脳卒中のリスクはまったく飲まない人に比べるとどんな量でも飲む人のほうが少なかった。[106] アルコールが心臓病に対しておおむね防御的に働くことは多くの研究で報告されている。[107] 男性でも女性でも同じだ。なのに、健康づくり論者はアルコールが有益だという事実に触れることを何か恥ずかしいことのように考えている。寝る前のダブルのブランデー、あるいは昼食にうまいワインを瓶で半分、それぐらいを1日に飲むことは予防医療と言えるかもしれない。どんなコレステロールのガイドラインを組み合わせたものよりも。

より最近には、我々はみな「地中海食」を採用するべきだという考えがふわふわ出回っている。今のところはまだ誰も、我々がみな南へ移住するべきだと提案してはいない。スペイン人、フランス人、イタリア人、ギリシャ人が食べ物と飲み物とセックスを楽しんでいることは疑いがない。しかし我々の食事を改造したい人が「地中海食」と言う場合は、このことを指すのではない。地中海食とは単にオリーブオイルと野菜を指す。この考えの背後にはあまりにものを単純化した論理がある。いわばこういうことだ。地中海の国では冠動脈疾患による死亡率が低い。すごく低い。イギリスよりも。心臓病は防ぎたい。心臓病の原因は食べ物の脂肪だ。しかし明らかにオリーブオイルは「良い」脂肪だ。だからオリーブオイルを食べよう。毎日3回、スプーンに1杯ずつ。バターはなしで。ひとつの論点だけに熱狂するとよく起こることだが、地中海食論者は都合の悪いことは都合よく忘れる。地中海地域の人は平均でイギリス人よりも長く生きるわけではない。地中海の人は単に何か別のことで死んでいる。正確に言うなら、死亡診断書に何か別の死因が書かれている。一九八八年に、イングランドの男性の出生時点の平均余命は73年だった。フランスとイタリアでも同じだった（イングランドの女性の平均寿命は5年ほど長い）。

東洋を見本にした、もっとおかしな提案もある。中国の人口はよく例に使われてきた。血中コレステロールは西洋の国でも中国人ぐらいまで下げられるはずだという。その説によれば中国の農民の血中コレステロール値は非常に低い。心臓病による死亡率も非常に低い。[108] ここで我々に知らされていないのは、中

※31　現在は「看護師」と呼ぶことが多いが、引用元の研究は女性看護師のみを対象としている。

国人がどれだけ生きるかだ。中国人の死因の半分ほどはがんだ。コレステロール値がもっとも低い人ともっとも高い人を比べると、全体として死亡率にはほとんど差がない。しかし、メッセージははっきりしていた。中国人を見習え。

日本人はもっと目を引く。日本人はわけのわからないものを食べる。しかし世界で一番平均寿命が長い。日本は地中海の国と比べてもはるかに心臓病が少ない国だ。ではなぜ日本食を食べないのか？　日本の自動車はもうある。日本のハイファイ・オーディオ機器も使っている。日本のカメラもだ。科学的合意を代表する専門家たちはこの問題について沈黙を貫いている。静かすぎて耳が聞こえなくなりそうだ。さらに面白いことに、一九五〇年代から一九八〇年代のあいだに、日本人は飽和脂肪をよく食べるようになり、目立って高い喫煙率は横這いだったのだが、心臓病はさらに30％ほど減った。[109] 食事の尊師たちを試したければ、この単純な質問を尋ねてみればいい。心臓病の予防がそんなに大事なら、あなたは日本食を食べていますか？　日本食を友達にも勧めていますか？

スイス[110]とイタリア[111]は、飽和脂肪を食べて「不健康」であるわけだが、心臓病が減りつつあることには説明がつかない。フラミンガム研究の過去30年のデータによれば、「危険因子」（喫煙、血圧、コレステロール）はすべて良い方向に変わってきた。なのに、中年男性の心臓病の有病率と死亡率は増えていて説明がつかない。[112]「専門家たち」は気付いていないのだ。真実はこうだ。心臓病の原因の仮説は証明されていない。反証不可能だから証明も不可能だ。その仮説は極端に複雑で、ときには間違って解釈され、互いに矛盾した解釈を導き出している。[113]

心臓病が西洋の堕落した生きかたの結果だという信念を、名高い疫学者のジェフリー・ローズ教授が最近言い直している。ポーランドとロシアが西側の生活スタイルを買い求めることで「2年以内には（……）冠動脈疾患の発生率が世界最高になるだろう」との仰せだ（もしポーランドとロシアの人が、経済の崩壊のただ中にありつつ、西側のように満ち足りていられるなら、いつか遠い未来に心臓発作で死ぬ可能性など喜んで受け入れると思うが！）。こういう種類の思考によって、昔の疫学者は「奴隷制度が廃止されてから、習慣が変わったことにより、アメリカの黒人は隣近所の白人とほとんど同じくらいがんになりやすくなった」[114]という幻想を見たのだった。ローズの場合はこうだ。『デイリー・テレグラフ』誌に引用された発言によると、ローズはスコットランドが「世界でもっとも病気の率が高い」と見ている。[115]もちろんスコットランド人は堕落した西側諸国の悪徳を急に覚えたりはしていないわけだが？　当時の政府最高医療事務官のサー・ドナルド・アチソンは違う説明をしている。スコットランド人が野菜を食べないからだと言うのだ。[116]ポーランド人とロシア人も、西側の生活をまねするときに野菜を食べるようにすれば、最悪の事態は逃れられるに違いない。

専門家委員会の仕事のひとコマをネヴィン・スクリムショーが伝えている。

過去20年にわたって専門家委員会や科学技術委員会や諮問委員会の一員を務めてきた個人的な経験を振り返ると、印象深かったのは、もっとも確信に満ちて声の大きい委員があとで間違っていたことがわかるのはどんな議題についても同じだということだ。また時には強硬にしぶとく反対する人が正しかったとわかることもあった。私たちはいつも、どんな個人も委員会も間違うし、科学の問題はすべて謙虚に取り組まなければいけないということを忘れてはいけない。[117]

この謙虚さ、つまり自分は無知だと認めるのを嫌がらないこと、ものごとを「こうあるべきだ」と見るよりもありのままに見る意志。この謙虚さがすっぽり抜けているのだ。委員会の専門家たちが、自分で勝手に集まった評議会の権威でもって、食べかたの御触れを出すということには。彼らの意志宣言は驚くほど世間知らずで、物事を単純化しすぎていて、的外れだ。公的な食事ガイドラインを真に受けないように、ふたりの栄養学の専門家が『ランセット』の記事で警告した。[118]

アフリカがかつてない壊滅的な規模の飢餓に襲われている最中に、WHOは「食事、栄養、慢性疾患の予防」という題名の200ページの文書を発行した。その文書は世界全体に「正しい」食べかたを指図している。[119] つまり健康に取り憑かれたアメリカ人の「賢い」食事を全世界がまねするべきだと言うのだ（日本食のことは一言も書いていない！）。WHOは「二〇〇〇年までに世界中の実質的にすべての国で、心血管疾患とがんが見過ごせない健康問題として新たに現れるか、もしくは定着するだろう[120]」と警告している。おかしなものだ。WHOの公式スローガンは「二〇〇〇年までにすべての人に健康を」だったはずなのだが、方針の大転換があったらしい。人口過剰、飢餓、貧困、飢饉、戦争という問題が発展途上国ではますます広がっているわけだが、そうした国々がこの先数年のうちに（二〇〇〇年までに）西洋式の邪悪で不健康な食事をするようになり、「文明病」の餌食となって平均寿命が70歳から80歳の国と同じように悩むという予測がどういうことなのか、理解に苦しむ。WHOの官僚は強情に論陣を張っている。貧困国は引き続き野菜を食べて生きていくべきであり、西洋の食料庫を物欲しそうに見るのをやめるべきだ。心臓発作になるからな。

ＷＨＯの専門家が夢想するユートピアは、慢性病が「おおむね予防できる」という考えに支配されている。現実味のない議論が進められ、脂肪と砂糖が死に結びつけられている。たとえばイギリスの２００年前と現代で脂肪と砂糖の消費量を比べるといった具合に。[121] その２００年間で人々は劇的に長生きになり健康状態は改善したのだが、ＷＨＯの方程式の中には事実を代入する項がないらしい。何かの身代わりに鞭打たれる役は脂肪に回ってきた。脂肪は乳がんと大腸がんに「関連」があるとされた。実のところ乳がんと大腸がんが「関連」するのは自動車やテレビや洗濯機の数、国民総生産も同じなのだが。ＷＨＯのレポートは、多くの国で冠動脈疾患が増えたか減ったかは「説明のつかない部分が大きい」[122] と認めている。それでも同じレポートが相変わらず「農業政策と食糧政策を緊急に再考する」ことを訴え、二〇〇〇年までに冠動脈疾患を予防しろと言っている。これは専門家の会議でおなじみの議論だ。何をすればいいかわからなければ、精神力で乗り切ろうじゃないか。

東洋のパラドックスには短い告白が捧げられた。ある時、専門家たちは単に事実を発明した。日本では心臓病による死亡率が増え続けていることにされた。[123] 中国は国民のコレステロール値をどれほど下げることができるかという例に使われる一方で、心臓病が三大死因のひとつということにされた。[124]

コレステロールについての古い作り話が掘り起こされた。世界のどの国であろうと、１日に３００㎎を超えるコレステロールを食べるべきではないと指図された。「血清コレステロール値がある値を下回れば有益な冠動脈疾患の減少が期待できなくなるといった下限は特定されていない」[125] と主張された。ゼロコレステロール、それが究極の目標と言うのだろうか？　少なくとも、食事に含まれるコレステロールはゼロにしたいようだ。「コレステロールの最適な摂取量はおそらくゼロである。すなわち動物性食品を完全に避けることである」[126]。ＷＨＯのレポートは全世界をベジタリアンにしようとまでは言わなかった。なぜなら、著者グループの代表のフィリップ・ジェイムズの言葉を借りて言えば、貧しい世界はこういう状況だったからだ。「鉄欠乏が子供の脳の発達に影響している。それを防ぐ最善の方法は食事に少しばかりの肉を取り入れることだ」[127]。少しばかり、だ。思春期を過ぎれば、脳の発達は完成するので肉のことは忘れていい。塩の恐怖は再び繰り返され、使い捨ての決まり文句として、塩が胃がんの原因になるという話が持ち出された[128]。

脂肪摂取量の勧めに新しい下限が設定された。脂肪が15%、うち飽和脂肪は0%、コレステロールも0%だ。魔法の数字の「3」はどこかに行ってしまった。上限はどうか? 専門家たちは「食事のコレステロール量に特定の制限(上限)を設定するための明確な根拠を見出せない」[129]。そして専門家の合意に基づく方法に後戻りして1日300㎎で落ち着いた。この数字がつまり、彼らの言葉で言えば「合意のある見解」というわけだ。多価不飽和脂肪について新しい一行が加わった。以前に勧められていた総エネルギー量の10%というのは多すぎると判断された。専門家たちは「いくつかの地域で多価不飽和脂肪の消費量が増加しつつあること」が不安になっている。そもそも多価不飽和脂肪をせっせと勧めてきたのは同じ専門家たちが食事法を宣伝してきたせいなのだが。前には「とても良い」ものだった。今は「それほど良くない」ものになった。そのうち誰かが多価不飽和脂肪とがんの「関連」を発見するだろう。

WHOのアドバイスは科学に基づいていない。だから何度も繰り返すことが重要だった。それが真実になるまで。このレポートは、すべての有名な科学的機関に対して、WHOのメッセージを拡散するためにあらゆる可能な手段を使うことを求めている。

政府がラジオとテレビをコントロールできる国では、保健担当の行政府が率先して一歩を踏み出し、ほかの部門のマスメディア（……）もまた確実に協力するようにするべきである。そうすることで大衆はこの情報が自分に関係することだと認知する。政府にとっても有益なことである（……）政府が行動変容の専門家を採用し、地域社会での活動を活発にするための最善の方法を判定できるようにすることも推奨される。[130]

最近の健康予防主義者のやりかたを見ていると、時として、「健康ファシズム」という言葉が誇張とも思えなくなる。

WHOが胸に秘めた情報独裁システムは「政府にとっても有益」らしいが、その中では批判の声が届くことは実質的にありえないし、公式の方針と矛盾する証拠について開かれた議論をすることもほぼ不可能だ。戦争と病気と飢饉が猛威をふるう時代に、「二〇〇〇年までにすべての人に健康を」というユートピアに忠実な市民たちは、ビッグ・ブラザー[※32]が見守る生活習慣真理省に指導されるがままに、食物繊維の量を測り、立派な便の重さを量る。彼らはもはや文明を持たないので文明病にもかからない。代わりに認知症で死ぬ名誉を獲得するだろう。誇張に見えるだろうか？　そうかもしれない。だがザミャーチン[※33]、ハクスリー[※34]、オーウェルが描き出した社会について、同じことを多くの人が感じたのだ。

※32　オーウェルの小説に登場する独裁者。序文註も参照。
※33　エヴゲーニイ・ザミャーチン。ディストピア小説『われら』で知られる。
※34　オルダス・ハクスリー。ディストピア小説『すばらしい新世界』で知られる。

官僚たちが健康の統計で詐欺を働いているあいだにも、世界は炎上している。一九五〇年代には世界で12の戦争があった。一九七〇年代には32だ。一九八〇年代には40。一九九二年には52。ジョギングをする人の独我論的ナルシシズムは、自分自身を見つめることから逃げる人の隠喩としてちょうどいいかもしれない。過去は「関係ない」。未来は怖い。そして次の一周を走り始める。人間の状態をコレステロールの物差しで測ろうという考えは、世界という残酷な劇場に一瞬の笑いを提供するという点でしか正当化できない、愚行だ。

4. 罪で稼ぐ

医学の道徳が堕落している。そのことは性についての医学の論説によって何よりも明らかに示されている。性の本能は理性より強い。また自己保存の本能よりも強い。だから性は、教会の人や医学の人が地上の権力を握ることをいつも邪魔してきた。性を何と言い換えても同じことだ。死に至る罪とか、エロスとか、アモル、ビーナス、愛、あるいはセックスと呼んでも、みな同じだ。

性は王国を傾かせる。都市を滅ぼす。町を、家族を、傷付け、堕落させ、大虐殺を起こす。雷鳴、稲光、戦争、火事、飢饉でさえ、これほど人類を迷わせはしなかった。この燃える肉欲、このけだもののような衝動ほどには（……）加えて、毎日のように行われる決闘、殺人、流血、強姦、暴動、散財は肉欲を満足させるためだ。物乞い、屈辱、喪失、拷問、懲罰、汚名、そこから進む忌まわしい病気も、それは熱射病や伝染熱よりひどく、しばしば痛風、痘瘡、関節炎、麻痺、痙攣《けいれん》、神経痛、発作、疼痛、熱病などを起こし、身体を痛めつける。その野生的な苦痛は、この生命の中の魂を責め苦に遭わせ、来るべき世界の中で永劫の苦難となる。[131]

理屈で説明のつかない力が人を駆り立てる。ちょうど鮭が激流をさかのぼり、自ら上り簗《やな》に飛び込んで漁師の手にかかるのと同じように、男は精巣の中身をぶちまけ、女は意識も恥もすべて忘れてしまう。生殖は副作用にすぎない。ショーペンハウエルの思考実験がある。もし子供が純粋に合理的に世界に生み出されるとしたら、ヒトという種は存続できるだろうか？　性の本能を理論や恐怖や罰で屈服させようとしても無駄なのだ。

女性は男性にとって悪魔の入れ物であり、病気を連れてくるものでもあり、恐怖を呼び起こすものであるはずだが、それでも男性は女性を従わせ飼い慣らそうとする。現代には女性の生殖器の「スクリーニング」が叫ばれている。がんを防ぐためだという言い訳がくっついているが、女性器のスクリーニングとは、19世紀の医学の専門家が女性器に夢中になっていたことから一直線に続いてきたものだ。医学の専門家は、女性器を悪の泉、悪の源とみなし、悪魔払いをしなければならないと診断してきた。悪魔払いとは、子宮摘出術、卵巣切開術、陰核切除術、子宮頸部をヒルに吸わせるか焼灼する治療のことだ。

ウィリアム・ゴッデル医師は、一八八一年の年次演説で、メリーランド大学内科外科医学部に向けて、女性が男性と知的に同等だという考えは結婚制度を破綻させ、離婚や妻殺しにつながるという懸念を示した。ゴッデルは自分の経験から知っていた。女性は男性と同じくらい脳を使う能力がない。女性が男性のまねをすれば健康を害し、造物主が与えた義務を果たせない体になってしまう。義務とはつまり、排卵、分娩、授乳、母であることだ。女性解放は愛国心に反する、これも同じ理屈だ。ギリシャとローマの没落を見るがいい。結婚の神聖さを無視したからギリシャとローマは滅びたのだ。ゴッデルはさらに、女性解放は反道徳であるだけでなく、健康に重大な危険を及ぼすと言った。だからたとえば、妊娠をコントロールしようとすると卵巣がんになるのだ。(132)

道徳の医療化はいまだに蔓延している。婦人科の教授が『イギリス産婦人科ジャーナル』に書いた記事では、道徳が歴史上はじめて「科学的に」立証されたことになっている。女の子が性行為を始めるのが早いと子宮頸がんのリスクが増えるからだという。(133)しかし、同じくらい強い証拠から、早く妊娠すれば大腸がんに防御的な影響があるとわかっているのだから、大腸がんが子宮頸がんよりずっと多いことを考えれば、「道徳に背いた」行動のいくらかは「科学的に」有益だと証明できるかもしれない。この可能性を知った医学道徳家はどんな顔をするのだろうか。

一九八四年に、アイルランドの有名な医師のグループが、コンドームの販売禁止を解除しようと考えている政治家に向けて警告を出した。警告はそのような「自由化」をすればどんな恐ろしい結果が待っているかを並べ立てた。性病は激増する。中絶も、子宮頸がんも。医師の書簡の結論はこうなっている。「そのうえ、これほど多くの病理学的および社会学的問題を生み出すことが証明されているものを合法化することは、非難すべきことであり、恐るべきことだ」。医学道徳家の言うことは何年経っても変わらないものだ。一八八七年に、ドクター・T・M・ドーランという有名なイギリスの婦人科医が、人工避妊はどんな形だろうと医学的・倫理的・経済的理由によって許されないと公言した。

多産の母はずっと理想的な幸福の見本とされてきた。なぜなら家族が国家を作るからであり、国家は彼女が作る市民を求めるからだ。

「堕胎法」は「医学的」理由から断罪された。まず堕胎は自然の法則に反する。第二に堕胎は社会の利益を害する。第三に堕胎は生理学的損傷を引き起こす。[134]

避妊はどうか。医師の処方あるいは監督がない避妊は、人々に生殖のコントロール能力を与えすぎる。人間の性生活を医師から解放するためには、一歩を進めるごとに、専門家による激しい抵抗と戦う必要があった。中絶を「必要に応じて」選ぶ権利、すなわち女性が自己決定する権利を求める戦いは、いまだに火花を散らしている。たとえばアイルランドでは、近親相姦や強姦による妊娠でさえ、あるいは胎児が無脳症だろうと、多くの医師にとって中絶は呪われた行いだ。

禁欲できる者はすればいい。できなければ道徳を説く。それで医学道徳家の一丁あがりである。キケロは年老いてから、髭に白いものが交じる男たちの性欲が減退していくことは恐るべき呪いからの解放だと考えた。セックスは罪の餌であり、男たちは魚のように釣られるものなのだ。はげ頭の男たちは禁欲の徳を説く。物忘れで自分の若いころを思い出せないのだろう。[135] C・E・M・ジョードは『トラシュマコス』という本でこう書いている。

道徳という球体の中で、老人は自分ができなくなった楽しみを若い人たちから引き離す方法を考え出すことがもっぱらの仕事になる。老人は若い人にありがたい言葉を与えるのだが、もう悪い例を見せることは不能になっている。[136]

19世紀にはキスでさえ疑われた。オハイオ州の医師は公衆衛生に対する脅威としてキスを禁止する法を提案した。[137] さらにサミュエル・アダムズという医学の教授が『アメリカ医師会雑誌』で、キスの危険を検討し、壊血病・ジフテリア・ヘルペス・寄生虫病・白癬・口内炎が伝染するとした。アダムズはひとつの症例を報告している。ある人が耳にキスされたあと鼓膜が破れた。「間違いなく吸ったせいだ」。そしてアダムズは、子供に何度もキスすると思春期が早くなり、性器が不適切に興奮し、月経不整になると警告した。[138]

現代でさえ、キスを反道徳とか危険だとか、その両方だと見る権威はいる。一九九一年に、世界エイズ・デーへの貢献の一貫として、WHOはフレンチ・キスに対する警告を出した。その前年には「頻にキスすること」は安全だと宣言するくらいに踏みとどまっていたのだが。[139] アジャンス・フランス・プレスによると、アラブ首長国連邦のフジャイラで、ある女性が男性の友人から路上でキスされたことで2か月の収監を言い渡された。[140] ただし、少なくともイスラム教の道徳警察はキスを医療化してはいない。5人のフィンランド人の医師が『ランセット』に書いた記事で、ロシア人の女の子にキスをすると危ないと言っている。なぜならある旅行者が（毎年40万人のフィンランド人がロシアに行く中の1人が）サンクトペテルブルクからジフテリアにかかって帰国したからだという。その旅行者は女の子にキスしたと認めたが、誕生日パーティーで洗っていないグラスから飲んでもいた。ロシアの女の子は元気だった。しかし医師たちは「現地住民と接触すること」に公衆衛生上の意味があると信じていた。[141]

疫学者は「乱交」という言葉をよく使うが、定義は決まっていない。お手軽な定義ではパートナーの数が疫学者より多いことと言えるかもしれないが。18世紀には性交の回数が多いことは数え切れないほどの病気につながるとして非難された。フランスの有名な外科医のニコラ・ヴェネットは、広く読まれた著書『夫婦の愛の一覧』（英語に翻訳されたのは一七五〇年）で、脳が火の前の氷のように溶け、目が暗くなり、結核になり、糖尿病になり、毛は抜け、物忘れは始まり、寿命は3分の2に縮むということを、性交のやりすぎの結果の一部として数えている。その反面、ほどよいセックスは健康に良いとされた。心が晴れ、視野も晴れ、てんかん、痛風、貧血を防ぐ。実は「健康を維持して急死を防ぐためにはときどき女性となにするのが一番安全で確実な方法だ」[142]。問題はただ「ときどき」をどう解釈するかに尽きていた。

しかしカルヴァン主義者は、肉の喜びについてフランス流の見解とは関わりがなかった。一七五八年[※35]にスイスの医師のサミュエル・オーギュスト・ティソは、のちの時代に種を蒔いた『オナニズム　オナニーによってひきおこされた病に関する試論』という本を出した。マスターベーションは医学の心を以後2世紀にわたって刺激する話題になった。アレックス・コンフォートは、一冊の本を丸ごと使って、自瀆をめぐる戦いの汚れた歴史を記した。その歴史の中で医学の専門家は撤退を強いられて終わる[143]。私は2人の100歳を超えた老人が登場する漫画を思い出す。その老人たちが肘掛け椅子にどさっと腰掛けるところに、こういう見出しがついていた。「今、彼らはマスターベーションに害がないことを証明している」。

一九四五年に起こったことは今からすれば信じられない。イギリスの女性が月経用のタンポンを使うと処女性を不自然に失うという懸念を『ランセット』が表した。それを受けて総合医療審議会が、タンポンの箱にはすべて「未婚女性には適しない」という言葉を印刷しなければならないと決めた。この情報は

※35　原型となったラテン語論文は一七五八年だが、一七六〇年に大幅増補したフランス語版が出版されて広まった。

『臨床病理学ジャーナル』の編集者のキャロライン・ホワイトが発掘したもので、おそらく初めて消費財に「健康上の警告」がなされた例だという。[144]

エイズは最近見つかった病気かもしれないが、エイズについて言われ、なされていることは、梅毒の歴史の中にごく近くを通る平行線がある。オウセイ・テムキンは、梅毒と死についての彼一流の考察の中で、社会の梅毒に対する反応を大きく4段階に分けた。[145] 15世紀の終わりまでに梅毒は流行病になった。そのころまだ梅毒と性交の関係ははっきりわかっていなかった。道徳家たちは梅毒を新しい天災であり神の試練であると考えた。医師は梅毒患者を治療することを拒否した。患者は床屋かニセ医者に頼らざるをえなかった。床屋とニセ医者は、危険な水銀の塗り薬を「治療」として密売した。16世紀前半には、梅毒が性感染することが広く知られ、「同時に水銀による拷問は罪の償いとなった」。ただし貴族階級にも無数にいた患者は例外だった。貴族の患者のために医師は「聖なる木」(癒瘡木)から取ったすてきな飲み薬をこしらえた。英雄的治療の時代には、償いとか応報は道徳的規範の要素ではなかった。第三の時代の到来を告げたのは、勃興するブルジョワジーたちの清教だった。

梅毒は肉の罪であるだけでなく、悪徳であり、道徳的退廃のしるしであり、汚名の烙印だった。第4の時代は19世紀後半に始まる。この時代の特徴は、国家が介入したことだ。梅毒は国民の健康の脅威とされ、犯罪になった。そして、医学の専門家は社会的逸脱を取り締まる役割を喜んで引き受け、国家の代理人として悪と戦った。同時に、道徳の護持者の役割を自ら買って出た。一八六〇年に、有名なロンドンの外科医で、王立外科医師会長のサミュエル・ソリーが、梅毒は悪ではなく神の恵みだと唱えた。なぜなら梅毒はふらちな衝動を抑えるからだ。「梅毒が万一にも根絶されるようなことがあれば、間男たちが地上にはびこるだろう。そんなことをソリーは望まなかった」[146]。

梅毒の原因の梅毒トレポネーマは、フリッツ・シャウディンによって一九〇五年に発見され、翌年にアウグスト・フォン・ワッセルマンが梅毒の検査を発明した。コーネル大学の公衆衛生医学名誉教授のウォルシュ・マクダーモットの回想によれば、ワッセルマン反応を梅毒のスクリーニングとして使ったことで、数え切れない人々の人生が破滅した。なぜなら「陽性」の結果のうちおよそ半分しか正しくなかったからだ。ワッセルマン反応はたとえば結婚前の強制的検査として試された。ワッセルマン反応は「40年に及ぶ膨大な、不幸な人体実験だった」[147]。

一九一〇年にパウル・エールリッヒがサルバルサンを発明した。サルバルサンは梅毒を治療するヒ素化合物だ。サルバルサンは感染に対して初めて有効性を示した合成化学療法薬となった。道徳家たちはサルバルサンの発明に戸惑った。淫行の罪を刻印するものがなくなってしまうのだから。一九一六年に、王立性病委員会は梅毒の無料治療に反対する運動を起こした。安全な姦通をやめさせるためだ。国民性病対策評議会はさらに一歩を進めて、感染予防教育にさえ反対した。副会長のサー・フランシス・チャンプニーズの言葉によれば、「性病対策は不完全であるべきだ。そうすれば性病を予防するために男たちは大罪を犯さないようになるであろう」[148]。チャンプニーズは性病の治療があることや予防の知識が知れ渡ることを恐れた。そうなれば国民は乱交騒ぎを始めて永久に続けるだろうから。性病を温存しておけば、罪のない人もいくらかは巻き込まれるかもしれないが、道徳のためなら仕方ない。一九二二年にチャンプニーズは言った。「罪がないのに梅毒にかかって死にかけている人は、姦通を犯して体はまったく無事であり後悔しない人よりも恵まれている」。同じ見かたが、トルストイの「クロイツェル・ソナタ」に出てくる。ポズドヌイシェフ公爵は後悔とともに「梅毒を治すことは悪を守ることと同じだ[※36]」と言う。

ペニシリンは梅毒の治療をはるかに簡単で効果的にした。ヒ素剤を毎週40回から60回も注射する代わりに、ペニシリンの治療はたったの8日で済んだ。道徳運動家はさらに心を痛めた。たとえば、『医療倫理の新しい問題』という無邪気な題名の本で、ある寄稿者が警鐘を鳴らしている。「若い人たちはさまざまな予防法の存在を素早く学習する。そのため性病の危険についての議論は力を大きく損なわれる」(149)。この本はフランスのカトリックの教本である『ラエンネックのノート』から翻訳されたものだ。ある章は男子のマスターベーションによる医学的・心理学的影響を話題にしている。著者はJ・G・プリック[※37]教授！

一九三〇年代には、アメリカ公衆衛生局が悪名高い実験に乗り出した。その実験が終わったのは一九七〇年にもなって、スキャンダルが暴露された中でのことだった。アラバマ州タスキーギから集められた400人の哀れな黒人たちが、梅毒に感染していたのに、梅毒を放っておくとどうなるかを研究するために死ぬまで治療しないままにされた(150)。人間モルモットたちは「血が悪い」という説明を受け、さまざまな実験を受ける協力の見返りに葬儀は無料で出されることを約束されていた。アメリカ政府はこの実験に対して一度も謝罪していない[※38]。

医師は、梅毒の恐怖に抑止力としての価値を認める態度を取ってきた。この態度は現代に通じるものがある。道徳運動の中には、薬物乱用者に清潔な針を提供することを否定し、清潔な薬剤をも否定する言説[※39]がある。そうすれば薬物乱用者はエイズやその他の深刻な感染症にかかりやすくなるからだ。似た例がもうひとつ、アメリカの禁酒法時代の末期から始まっている。一九三〇年に「禁酒派」はひとつの法案を上院に推した。その法案とは、工業用アルコールにメチルアルコールを混ぜることを強制するものだ。目的は工業用アルコールを人が飲まないようにすること。「思いとどまらなかった人」は失明するか死ぬかもしれないが。そんなことは禁酒主義者の目には自殺と同じと映ったようだ。[151]

エイズは全米を驚愕させた。こんなに純粋で清潔なはずの国に、なぜそんな災難が降りかかるのだろう？　原因と責任者が必要だった。エイズは外国人に持ち込まれたものでなければならなかった（初期の理論ではハイチ人が元凶とされた）。エイズは神が与えた最後の警告であるはずだった。梅毒と違ってエイズにはさらに特殊な面があった。その特殊さのために生贄を見つけることはさらにたやすくなった。つまりエイズは「ゲイの病気」だった。普段はおとなしかった公共保健機関がヒステリックになった。医師はパニックを起こした。すべての人を検査するべきだという提案さえ出された。一九八七年の世論調査では、アメリカ人の29％が、検査で陽性だった人に入れ墨をして見分けやすくするべきだと考えていた。ジャーナリストは死亡記事でエイズを死因として書くようになった。さまざまな形で強制的な検査が導入された。労働者に、移民の事務局に、保険会社に、それから学校と監獄にも。いくつかの国がＨＩＶ感染者に対する強制的な拘留、隔離、検疫を導入した。極端な例では、感染者は処刑された。『デイリー・テレグラフ』のバンコクからの投書によれば、ＨＩＶ陽性だった25人のビルマ人の娼婦が青酸化合物の注射で

※36　『クロイツェル・ソナタ　悪魔』原卓也訳（新潮文庫、電子版）には採用されていない、異本にある文言。
※37　俗語で prick は陰茎を指す。
※38　この本の初版よりあとの一九九七年にクリントン大統領が謝罪した。
※39　薬物乱用による感染症の拡大を防ぐ狙いで行われた、使用済みの針を清潔な針と無償で交換するなどの施策について言っている。

処刑された。[152] エイズ患者やＨＩＶ感染者の治療を拒否することが、アメリカ、オーストラリア、アイルランドの医師によって「倫理的に正当化できる」として擁護された。似た態度が、喫煙者の治療を拒否することに関連して報告されている。次は誰の番だ？

健康主義は権力への渇望によって突き動かされている。隣人の幸福への関心からではない。健康主義には道徳的原理がない。見たところ、新清教徒のメッセージは姦通を勧めることとも両立する。セックスが医学的に管理され、避妊され「安全」であれば。ロイター通信によれば、フィンランドの健康の専門家集団が「政府が組織するセックス休暇を、現代の生活のストレスで疲れた市民の癒しのために」呼びかけているという。[153] この「専門家」たちは思いつかなかったのかもしれないが、セックス休暇で癒されるべき人々の多大なストレスというのは、フィンランドの健康づくりの宣伝によって、がんの原因だからタバコは吸うな、酒を飲むな、セックスはするなと言われているせいかもしれない。

イギリスでは健康教育公社が自分たちの本をチリ紙にする必要に迫られた。『セックスのポケットガイド』というその本には、16歳から24歳を狙った「健康情報」が載っている。「安全なセックスで、コンドームも使っていれば、何百人とセックスをしてもＨＩＶにやられることはない」[154] といった種類の内容だ。国家組織によって、こういう薄汚れた低俗な「なんでも許される」式の製品を、自己満足した専門家が誰にも責任を負うことなく書く。しかもそれと同時に存在するキャンペーンが、性行為の対象となる異性を見る視線にさえ文句をつけ、セクシュアルハラスメントにあたるかもしれないと言い立てる。

セクシュアルハラスメントは健康主義の概念のひとつだ。セクシュアルハラスメントの概念は一九七〇年代のアメリカで、フェミニストという魔女の集会の中で熟成した。いまやアメリカの連邦機関に勤める女性の50%ほどが、自分たちは新しい災難の犠牲者だと感じている。アメリカ大学協会女性の教育財団による、全米79か所の学校で8歳から11歳を対象とした調査では、女の子の85%、男の子の70%がセクシュアルハラスメントを受けたことがあると答えた。この協会の会長のミズ・シャロン・シュスターによれば、「セクシュアルハラスメントは風土病である」[155]。

医学の専門家はすかさずお神輿に飛び乗った。『ニューイングランド医学雑誌』に載った「科学」論文によれば、若い女性医師の73%、若い男性医師の22%が、医学教育の中でセクシュアルハラスメントを受けたことがあるという[156]。こうした種類の馬鹿話が大西洋を渡って深く根を下ろすには普通10年から15年ほどかかる。しかしセクシュアルハラスメントは違った。数か月のうちに『ランセット』の社説が出た。その記事は、アメリカ医師会がセクシュアルハラスメント対策の考案と実践について勧めた事項に対して「迂遠である」と批判した。「さらに強い応答が必要である」と記者は喝破している[157]。すべてのオフィスに隠しカメラを置く。病棟にも廊下にも。中央モニターを担当者の事務室に置き、24時間有人で監視する。監視にはセクシュアルハラスメントの専門家が当たる。これでどうかね?

疑いと恐怖の雰囲気が捏造された。その雰囲気をこしらえたのは、すべての男を潜在的な加害者とみなし、セクシュアルハラスメントやレイプや児童虐待をするかもしれないと決めつけるフェミニストたちだ。その雰囲気の中で攻撃の矛先は核家族を狙った。イギリスではソーシャルワーカーやその他の「ケア従事者」が恐るべき尋問の権力を与えられた。ケア従事者たちはフェミニストのイデオロギーによってふるいに掛けられた集団を形成し、結果として全国で児童虐待者狩りを始めた。

一九八六年に、リーズ大学の2人の小児科医、ホッブズとウィンが『ランセット』に「児童期の男色行為」という論文を載せた。[158] 彼らが使った検査は「肛門拡張反射」というもので、当時はまだ性能を適切に検証されていなかった。正常な子供を検査したときと比較しなければ検査の性能はわからない。だがその事実は、夢中になった小児科医を止められなかった。小児科医は幼児の肛門が犯されていると診断した。その流行は一九八七年にイングランド東北部のクリーヴランド調査で最高潮に達した。この流行のあいだに、無数の子供たちが虐待されていると診断され、その多くが家から引き離され、施設に送られた。完璧な検査などどこにもない。しかし肛門拡張反射の診断的価値には重大な懸念があった。実際のところ、ホッブズとウィンが自ら認めたところによれば、男色行為を受けた子供のうち43％しか検査で陽性にならない。[159] そして2年後の一九八九年に明らかになるまで、正常な子供で肛門拡張反射が現れる割合のデータはなかった。バーミンガム大学の小児科医2人、スタントンとサンダーランドが『ＢＭＪ』で、小児のうち14％は検査陽性となることを報告した。[160]

単純な計算をしてみよう。この検査を使って父親を犯罪者扱いし、子供に男色を働いたと決めつけることの恐ろしさがわかるはずだ。スタントンとサンダーランドは、実際に男色行為を受けている子供は1％未満だと推測した。この仮定に基づけば、肛門拡張反射試験を1万人の子供に行うと、1％として100人の被虐待児のうち43人が真陽性として発見され、残りの9，900人の正常な子供のうち14％の1，386人が偽陽性となる。言い換えれば、100人が検査「陽性」だったとして、そのうち97％は偽陽性である。口に出すのも恐ろしいような犯罪を誤って着せられた無数の家族がどれほど苦しんだかは言葉にできない。

児童虐待のヒステリーが終わって、悪者役が適当に選ばれた。しかし児童虐待を、最近の言葉で言えば悪魔的児童虐待をダシに集団ヒステリーをそそのかしたのは誰だったのかという核心の問題は議論されなかった。一九九一年に4歳の女の子が施設に入れられそうになった。その子はヤマニンジンの樹液にアレルギーがあった。女の子とその兄弟は、父親と一緒に豆鉄砲を撃ちあっていたら肌に水ぶくれができた。豆鉄砲はヤマニンジンの茎で簡単に作ったものだった。家族は信頼されず、ソーシャルワーカーは女の子をロンドン王立トラスト病院に3日間入院させるよう命令した。[161] 一九九四年にはウェストサセックスで、真新しいウェリントンブーツ一足の内側にインクで子供の名前が書いてあったせいで、6歳の女の子が家族から無期限に引き離されそうになった。目ざとい教師が女の子の足に怪しい「打撲傷」を見つけ、その子を病院に行かせた。小児科医は探偵とソーシャルワーカーを兼業していたらしく、この「重症の打撲傷」が鞭か杖で加えられたものだと結論した。家族はもうひとりの子供を病院に連れて行くよう強いられ、「虐待」の証拠を探す検査のはずかしめを受けた。「打撲傷」は風呂に入ると落ちた。[162] このような話は異端尋問の方式にはつきものだ。容疑者か子供が疑いを否定すると、それが罪を認めたことを意味するという理論が組み立てられる。子供と家族の権利を守る代理人はいない。魔女狩り屋が「結果」を出すことに夢中になっているときの無能ぶりは驚くほどだ。

この種の過剰な疑いの中でも最悪のものは、世に広く悪魔的児童虐待がはびこっていると証明することを決意したソーシャルワーカーによって犯されている。そんな主張を支持する証拠は警察から何も出ていなかったのに、パニックはイギリス全土を覆った。ケントからノッティンガム、チェシャー、ランカシャー、ウェストヨークシャー、ストラスクライド、オークニー諸島まで。再誕したクリスチャンの社会運動が浸透し、また強硬なアメリカの原理主義者の影響を受けて、悪魔的児童虐待という神話は楽に宣伝できるようになった。さまざまなセラピスト、カウンセラー、悪魔的児童虐待の専門家たちにとって、その恐怖はおいしいビジネスになった。

5. 悪魔の飲み物

祈りの言葉。神よ。人間の条件を作り出し、痛みと死を瓶に詰めた神よ。望みを失った哀れな罪びとにスコッチと水を与えたまえ。耐え抜くためにモルヒネの注射も与えたまえ。（ジョージ・マクベス）

人気のフィクションの中で、アルコールは、いろいろとおいしいものに姿を変えつつ、いつも生命の水、アクア・ヴィタエ、究極の回復薬とみなされてきた。聖書でさえ、人間が苦境に陥ったときには酒の役割があることを認めている。「強い酒は没落した者に／酒は苦い思いを抱く者に与えよ。／飲めば貧乏を忘れ／労苦を思い出すこともない。[※40]」（箴言31：6－7）。スタニハーストの『医食』には、ウィスキーを万能薬と見る変わった讃歌が出てくる。

それは手の吹き出物を乾かし、寄生虫を殺す。それで食事の前に頭を洗えば、ふけや垢はみな洗い流せる。ほどよく飲めば老いを遅らせる。若さを強める。消化を助ける。痰を切り、憂鬱を吹き飛ばし、心臓を強くし、心を明るくする。魂は踊り出す。頭は耳鳴りがなくなり、目はくらまなくなり、舌はもつれず、口はどもらず、歯はカチカチ鳴らず、のどはガラガラせず、手は震えず、筋肉はしぼまず、血管はよじれず、骨は痛まず、骨髄は水浸しにならなくなる。[163]

医学の専門家のアルコールに対する態度は、ほどよく飲めば良いとする立場と、断固許さないとする立場のあいだで揺れ動いている。イギリスの医師の肝硬変による死亡率は、一九六一年にもなって、全人口の3・5倍だった。ジョージ・バーナード・ショーが皮肉ったとおり、医師が防いだり治したりすることを専門にしている病気で死ぬということに誰も気付かなかったようだ。

19世紀にはアルコールは最も頻繁に処方される「薬」のひとつだった。アルコールは熱病、チフス、リウマチ、肺炎、肋膜炎、心膜炎の治療として、また全身の強壮剤として処方された。しかしドクター・ジョン・イートンは、一八九一年に『地方医療ジャーナル』に書いた記事で、アルコールは極めて危険だから「処方するのは極端な生命の危機に限るべきであり、医師の指導または許可がなければ決して使ってはならない」と考察している。[164]アルコール飲料を医師の監督なしに飲めば、精神異常、悪徳、死といった結果が待っている。医学は証拠を示していた。治療学の教授のドクター・W・カーターは、どんな種類の種でもアルコールの中より水の中に置いたほうがよく発芽することを発見した。ゆえに、アルコールは原形質の生命に有害である。アルコールは命を奪う。[165]この証明の変形が学生のジョークになっている。教

※40　斜線は改行を示す。出典を原文は箴言31：6－17としている。

師がアルコールは生命に有害だと証明した。その方法は、芋虫を一杯の水と一杯のウィスキーに落とすというものだった。水に落とした虫は体をくねらせ続けたが、ウィスキーに落とした虫は死んだ。教訓は？腹に虫がいるならウィスキーを飲め。

一方では道徳家が悪魔の飲み物に立ち向かい、他方では医師がアルコール中毒を診断、治療、予防する権威を独占したままでいようとする。アイルランドでは一八三八年から一八四一年のあいだに、アルコール反対運動のカリスマだったマシュー神父が、200万人のアイルランド人に完全禁酒を宣誓させたことで名を馳せた。その宣誓はこういう言葉でなされた。

主よ、偉大なる栄光と慰め、イエスの聖なる心臓よ。主のために良い手本を見せ、自己否定を行うため、放縦の罪を主に償い、飲みすぎる者を転向させるため、私は一生にわたって、すべての中毒性の飲み物を慎みます。

しかし、マシュー神父の運動でさえ、アルコール消費には限られた効果しかなかった。またアイルランドのある地域では、たとえばロンドンデリー州、アントリム州、ティロン州では、エーテルを飲むことが大人気になった。なぜならエーテルはアルコールではないので、「宣誓を破ること」なく飲めるからだ。クックスタウン出身の診療所医師のドクター・C・グレイヴズは、市が立つ日には間違いなく空気がエーテル臭くなったことを記している。

アルコール中毒を収容所やその他の医学的方法によって治療しても、祈りの力に勝る効果はなかった。ただしニセ医学の治療法は無数にあった。「患者」に一番人気だったのはアルコールか阿片を使う方法だった。節酒団体が無数にあり、それぞれ自主的な努力をしていたのだが、失敗した。医師も無力だった。アルコール消費が広がったせいで損なわれた国民の道徳と身体の健全さは取り戻せなかった。だから国家が「中毒」を犯罪とすることが必要だった。ナチスの公衆衛生の役人は、アルコールがモルヒネやコカインよりはるかに健康にとって危険だと説いた。[166] そしてアルコール中毒者は断種の候補とされた。

とはいえ、ナチスドイツでさえ最終的解決をまねることはできなかった。アメリカ、ソ連、スカンジナビア半島の国々で一九一五年から一九二〇年にかけて導入された完全禁酒法という最終的解決を。アメリカの禁酒法は一九二〇年一月十六日に法律となった。禁酒の伝道者のビリー・サンデイはご満悦で言った。

さらば、ジョン・バーリーコーン！※41 お前は神の最悪の敵だった。お前は地獄の最良の友だった。私はお前を完璧な嫌悪で嫌う。お前も嫌うといい。[167]

禁酒運動家たちの心が典型的に表れているのが、アラバマの代議員のリッチモンド・P・ホブソンが一九一四年の集会で披露した演説だ。[168] その演説には疑似科学から健康ファシズムまで、禁酒運動家の議論の広がりがすべて示されている。禁酒法の目的は「この地の若者を堕落させ、それによって国民を永久に支配するもの」を永久に封じ込めることだった。禁酒法は人間味のある法律だった。酒を飲んだ個々人が抑圧されることはなかった。ただその毒の製造と販売を禁止するだけだった。「我々は年寄りの酒飲

※41 ジョン・バーリーコーンは、イングランドの民謡に登場する大麦とビールの擬人化。異教信仰との関連を唱える説がある。

みに無理矢理酒をやめさせようとすることはしない。そうではなく、若者を構造的・組織的に堕落させるものを効果的に終わらせるのだ」。ホブソンはそこで科学を持ち出す。「今では科学の目が入り、アルコールは確かに有害だとわかっている。アルコールは過去の国民をしだいに退廃させ退化をもたらした」。科学者は酒が習慣性のある薬剤であり、脳と人間の自然な精神を破壊すると決定的に証明した。アルコールは原形質の毒であり、これほどの害をなす。

恐るべきやりかたで国民の生産性の水準を下げ、国民の富を甚だしく失わせるものであり、租税収入の驚くべき損失を生み出し、犯罪と貧困と狂気の恐れによって民衆を苦しめる。アルコールは政治と公僕を堕落させ、政府を堕落させ、民衆の道徳を堕落させ、市民生活のありかたの平均水準を恐ろしく低下させ、国民の自由と慣習をいつのまにか痛めつける。アルコールは家庭と家族をじわじわと蝕み、教育を妨害し、守られるべき若者を襲う。そして公衆衛生を痛めつけ、市民を殺戮し、殺害し、傷付けることは戦争と疫病と飢饉を合わせた何倍にも及ぶ。アルコールは国民の子孫をも蝕み、堕落した者の大群を引き連れて地上に氾濫する。アルコールは国民の生命そのものだけでなく人類の生命そのものに死の一撃を加える。

禁酒法を警戒したリバタリアンは多い。たとえばクラレンス・ダロウ、H・L・メンケン、ウォルター・リップマン、ウィル・ロジャース。彼らは禁酒法が民主主義と自由の脅威であり、清教徒の独裁政治を敷くための煙幕だと考えた。メンケンは禁酒運動家を「一緒に飲みたくない種類の連中だ。たとえそいつが飲むとしても」と描写した。メンケンのような野次馬たちにホブソンはこう答えている。

我々は酒を飲んではいけないとは言っていない。ただ販売を問題にしているだけだ。人間には酒を飲む権利があると感じられるかもしれない。しかし明らかに、酒を売ることに生まれ持った権利などない。人間の自由はこの解決によって完全に保障されている。

（これは票集めのための嘘だ。禁酒法によってアルコールの所持もまた犯罪とされたのだから）

ヘンリー・フォードは、工場から上がる利益を考えると、禁酒法は良いものだと考えた。「なぜなら禁酒法は経済的に正しいからだ。我々は経済的に正しいものはすべて道徳的にも正しいと知っている」[169]。飲酒を犯罪にしようとする運動の背後にある道徳家の熱狂のいくらかは、ただの偽善的なポーズであり、禁酒法を推し進める真の動機を隠すものだ。真の動機とは、労働階級の生産性を増すということだ。

クラレンス・ダロウは、禁酒法が制定される10年前に、「しらふ党」が熱心さのわりに労働者階級の悲惨な状況を無視していることを指摘した。毎年50万人の労働者が労働災害で負傷したり死亡したりしていたが、反アルコール運動家たちはラム酒しか話題にしなかった。労働者がより良い雇用条件、より良い住宅、より良い賃金を要求したとき、禁酒論者の答えはいつも同じだった。「まずラム酒の樽を破壊しよう。道徳的な問題に取り組もうじゃないか。一緒にラムをなくそう。そうしたら助けてあげよう」と。ダロウは、こういう連中がラム酒をなくしたら、「今度はタバコをなくそう。そうすれば助けてあげよう」と言うだろうと警告した。[170]

第二次世界大戦ののち、ヨーロッパが士気を失って傷を舐めていたころ、アルコール「問題」は一時棚上げされた。一九四九年の『ランセット』には「アルコールはもはや差し迫った社会問題ではなくなった」と書いてある。[171]新しい研究は、アルコール中毒が病気だという古い考えに疑問を呈した。大酒飲みは飲みすぎを「対話」の治療によって変えることができた。一九六〇年代から一九七〇年代の風潮では薬物使用に対して寛容な態度が好まれた。精神科医は防勢に回った。一九七七年の『ランセット』の社説は、状況をまとめて、アルコール中毒は病気ではなくレッテルであると述べた。そして飲酒のありかたはアルコール中毒者の数と同じくらい多様であり、それぞれに違った問題や違った結果があると推論した。[172]

一九八〇年代には再び状況は悪化した。政治的にも科学的にも。疫学のお節介屋が力を増し、政府はそそのかされて「国民の利害」とか「国民の健康」とか「行動を起こす時期が来た」というレトリックに相乗りした。疫学者は、アルコール中毒者の数が1人あたりのアルコール消費量と相関すると主張した。この観察は、仮に事実だったとして、雨の多い気候では草がよく育つことの証明と同じくらいにしか役立たない。しかし、政府にとってはアルコール課税とその見返りを増やせる嬉しいサインだった。「酒の供給は公共の福祉にとって非常に重要であり、自由市場の力にすべてを任せることはできない」。[173]過保護国家はおむつを構えて待っていた。一九八七年には『ランセット』が「飲酒はどの程度だったとしても完全にリスクがないとは言えない」と宣言した。同じ年に王立内科医学会が毒々しい題名の本を出した。『増大する大いなる悪』[174]という本だ。この題名はアルコール飲料のような平凡な話題よりも、19世紀の自瀆の話題にこそちょうどいい。

一九八七年に、WHOが加盟国に対して、二〇〇〇年までにアルコール消費量を少なくとも25%減らすよう求めた。このキャンペーンは、段階を踏んで究極的には飲酒を完全に禁止することを目指していた。段階を踏んだのは、即座に禁止しようとしても政治的に実現不可能だったからだ。25%減で立ち止まることはない。アンチアルコール清教徒が言っているではないか。国民平均アルコール消費量はアルコールによる死亡数と密に相関していると。アメリカでは今や、公衆衛生局長官の推奨によって、妊娠中の女性はバーで飲み物を注文することを禁止されている。いくつか報告された例では、子供が母親の養育から引き離されたという。理由は母親の息が酒臭いことに保育スタッフが気付いたからだ。育児中の飲酒などという向こう見ずな行いは児童虐待と同じだというのが、厳しい妊娠警察の理屈だった。こんなに怖いことがあると、女性は心を落ち着かせるために酒を飲まざるをえないかもしれない。ライヒターはこう信じていた。

アメリカでは反アルコール感情に再び火がつき、消えそうもない。反アルコール感情は19世紀から、南部の聖書地帯で、プロテスタント原理主義とともにあるものだからだ。禁酒運動は周期的に現れるものだが、最近の禁酒運動を動かすエネルギーは部分的には、アメリカで宗教原理主義が復活してきていることによるのかもしれない。[175]

イギリスでは、一九八八年に発行された『国民の健康』という健康づくり文書が、すべてのアルコール飲料に警告表示を義務付けるよう求めた。タバコ製品にはすでに行われていたのと似たようなものだ。[176]同じ年に、社会民主党前党首のドクター・デイヴィッド・オーウェンが（今はドクターではなく男爵閣下だが）、アルコール飲料は薬事法の対象とするべきだと思いついた。[177]世界で最初にアルコール飲料の健康警告表示を義務付けた国はコロンビアだ。コロンビアではコカインが路上で簡単に買える。健康上の警告はない。

しかし、反アルコール運動の場合、医学的に推進論を立てるにはひとつの障害があった。数多くの研究によって、思いがけなく、しかも強く、アルコール消費量と冠動脈疾患の間には負の相関があることが明らかになっていた。つまり、酒を飲まない人のほうが飲む人よりも心臓発作で死にやすいのだ。健康づくりの宣伝によれば、冠動脈疾患は「死因ナンバーワン」らしい。それを楽しく予防する方法が近所のパブにあるのに、健康づくり陳情団が飲酒を勧めたがらなかったことは傑作だった。平均的に飲む人のあいだで、冠動脈疾患以外のアルコール関連死亡率が上がるとしても、アルコールが冠動脈疾患を劇的に防ぐ効果を相殺するには足りなかった。しかし健康づくり論者はこの事実を健康教材から排除しようとした。報道陣にこのニュースが漏れたとき、疫学者たちは「我々の研究結果を一般紙が取り上げているが、残念なことに、愚かな飲酒習慣が良い予防法だと思わせるものになっている」と不平を言った。一般紙はほかに何を伝えればよかったのだろう? 『ランセット』にも『ブリティッシュ・メディカル・ジャーナル』にも、週に40ドリンクから60ドリンク以内を飲む人で冠動脈疾患のリスクが40%から60%少なかったことを書いてあるのに。(178)

ジェラルド・シェイパー教授は、アルコールが健康に良いという考えに反発した代表的な人だが、こう言っている。

軽度から中等度の飲酒が健康に、特に心血管系の健康に良いという意見は、よく表現され広く支持されている。だからといって真実になるわけではない。(179)

どうやら医学では証拠を認めるか拒絶するかの基準が2種類あるらしい。気持ちいいものが害になるかもしれないとわずかにでも暗示するものがあれば、その証拠はただちに認められ、膨張し、撒き散らされる。これがいつもの「今月の怖い話」だ。対して、気持ちいいものが何らかの面で有益だと示されれば、そのような証拠は抑圧され、嘲笑され、排除されなければならない。アルコール中毒は病気でありその原因はアルコールであるという考えは再び定着しつつある。治癒とは完全断酒を意味する。この議論は食べ物が肥満の原因だと言うのと同じぐらい無意味だ。医学的想定から完全に漏れているのは、人がなぜ体に良い量より多く食べるのか（あるいは多く飲むのか）という視点だ。同じように、断酒によるアルコール中毒の強制的な「治療」は、断酒を強制している期間には飲みすぎによる身体への害を防げるかもしれない。しかし背景には、飲みすぎが必要になるような心理的理由があったはずだ。断酒治療はその背景については何もしない。医学的想定はただ生きることの難しさを医者の仕事にしているだけだ。そこでは飲みすぎることが症状とされる。

アルコール中毒を病気とする考えをもっとも雄弁に退けたのはトマス・サースだ。[180] 確かに飲みすぎは病気につながるかもしれないが、だからといって飲酒そのものが病気だとは言えない。「アルコール乱用は病気ではない。人類が発明したほかのものを乱用しても病気ではないのと同じことだ。言葉とか、原子力とか」。サースはさらに指摘した。アルコール中毒者を強制的に治療すること、つまり遠回しに「民事上の拘束」と呼ばれるもののほうが、そのように正当化して「治療」されようとしている病気よりもはるかに注意を要する事態だと。

道徳家は今では神経科学の言葉を使うようになった。一九八六年に健康問題安全審議官のウィリアム・メイヤーは、アメリカ政府が「神経科学によって（アルコール中毒という）パズルが解けてきている」と宣言した。問題となっている脳部位を破壊してしまえば持続的な治療になると言うのだろう。

グラスゴーで開催された第36回アルコール・薬物依存症会議で、代表者たちは「アルコールの完全禁止が現実的あるいは医学的に目指すに値する目標と言えるかどうかを議論する」ことになっていた。(181) プリンセス・オブ・ウェールズは、その会議を後援していた立場から、深い洞察を口にしている。「アルコールが今発見されたのなら、禁止されるでしょう」。しかしそのような事態を起こすためには、大洪水とノアの箱舟をもう一度やり直さなければならない。※42

6. 呪われたタバコ

これは災厄である。害悪である。暴力でもって善を、大地を、健康を追いやるものである。地獄のような、悪魔のような、呪われたタバコ、肉体と魂を滅ぼし転覆させるもの。(182)

喫煙は、飲酒と姦淫に並んでいつも善人の目の中のホコリのようなものだった。道徳から非難する言葉と医学から非難する言葉はしばしば一息に口にされた。最近のアメリカの健康増進論の宣伝では、喫煙よりひどいものは「核兵器で人類が絶滅することしかない」と言われる。アルコールは「現代の主要な公衆衛生問題」であり、エイズは「人類種全体にとっての危機」だそうだ。(183) 楽しみがリスクをともなうことは間違いない。ただし、リスクがないところには楽しみもないということも同じくらい正しい。人生はリスクに満ちている。ほとんどは避けることもできない。だから喫煙・飲酒・性交だけがなぜ「快楽主義」と言われ、汚名を着せられるのかは、医学的な説明以上に道徳的に説明される必要がある。ワシントンDC医学会喫煙健康委員会が後援していた会議で、ある倫理学者が喫煙は本質的に道徳に反することだと説明した。なぜなら喫煙は少なくとも3点の道徳の原則を破っているからだ。第一に、喫煙は生命が聖なるものだという原則を否定する。第二に、喫煙は中毒を起こすことで個人の自由意志を否定する。第三に、喫煙は「非喫煙者にとって『不快な面』」があることで「人間社会の有機的関連性」を破壊する。[184]

喫煙は複雑な行動だ。神経生理学的機構や精神医学的機構はほとんど理解されていない。1日に20本のタバコを50年間吸っていた人は365、000本を吸ったことになる。それだけのタバコを一直線に並べると30㎞になる。1本あたり平均15回吸い込むと仮定すると、この人は500万回煙を吸い込んだことになる。煙には5、000種類の有毒物質が含まれるとされているから、延べ250億の投与を受けたことになる。驚くべきことに、これほどの慢性服毒をしていてもさほどの害を感じることなく生きている喫煙者は多い。

反タバコ戦争が恐るべき激しさで、これほど多様に繰り広げられていることは、単純に疫学報告があることだけでは説明できない。疫学報告によれば、喫煙者はほかの病気に比べて肺がんで死ぬことが多くな

※42　大洪水ののち箱舟から下りたノアは「ぶどう酒を飲んで酔い、天幕の中で裸になっていた」（創世記9：21）というエピソードがある。

るという。今の反喫煙キャンペーンはただの国家支配の一例にすぎない。市民の私的生活をますます国家が支配するようになったことのわかりやすい例だ。反喫煙キャンペーンはまた、技術官僚の父権主義の例でもある。技術官僚は彼らが夢見る「合理的な」行動を全人口に押し付けたがる。そして反喫煙キャンペーンは、宗教的な中身は何もない新清教の再発の例とも言える。最近のアメリカ発の反喫煙キャンペーンはなんでも問題にする。科学とか統計的証拠の解釈に止まることなく、政治、イデオロギー、倫理、経済、法律へとあふれ出ていく。嫌煙家たちは新しい問題点を見せてくれる。国家と個人の関係について、プライバシー権について、道徳の法制化について。情報と宣伝の境界、教育と強制の境界はどこにあるのだろう？「受動喫煙」の害とやらは証拠に基づいているだろうか？それとも「政治的に正しい真実」というやつだろうか？

一九八八年には、『BMJ』の試算によると、オーストラリアの新聞だけで1、600件の記事が載り、そのうち83%が恐怖を煽っていた。[185]今や「受動喫煙」でさえ断罪される運命だ。イギリス健康教育公社は、喫煙者を描写する映画に反対した。喫煙者のほとんどは悪役だったのだが。新聞に喫煙者の写真が載れば、健康教育者たちは当たり前のように抗議する。たとえパイプをくわえたアインシュタインでもだめだ。若い読者が堕落しないように、パイプはレタッチで消さなければならない。彼らはかつて、ソビエト連邦時代の写真からトロツキーの姿をこうやって消したものだ。

反喫煙運動の宣伝は、健康になれるという約束を大義名分として、弾幕のように絶え間なく繰り返される。しかしこの運動は、しだいにシングルイシューの熱狂へと堕落していった。喫煙者のうち多数が低収入のグループに入る。だから、新たな支配階層となった反喫煙運動は、メディアと教育を制圧し、中流階層からはほとんど抵抗を受けることがなかった。嫌煙家のレトリックが強制的利他行為から単なる虐待に変わっても抵抗はなかった。中流階層は公憤を独占し、独裁した。中流階層で喫煙がたしなみだったころ、喫煙の害は穏やかに議論されていた（考えてみれば、タバコは一八八〇年代には早くも口語で「棺桶の釘」と呼ばれていたのだ）。その時代に喫煙者を精神病だとか、理性がないとか、無責任、常軌を逸したと呼ぶことは考えもつかなかったろう。ところが喫煙についての関心は医学的側面から道徳の奨励へと移っていった。この変化は、中流階層で喫煙率が下がったことではじめて可能になった（上流階層はおおむね高みの見物を決め込んでいた）。新清教が興ったことで禁煙の道徳化はいっそう促された。サミュエル・バトラーは、『万人の道』の中で、聖書には禁煙の教えがないことについてコメントしている。

その当時、タバコは発見されておらず（……）その反面、パウロが喫煙を禁止するのを神がご存じで、パウロがもはや生きていないある期間まで、タバコの発見を故意におくらせたことも考えられることだった。[※43]

私は健康教育ポスターに「タバコを吸う人は危ない、くさい」と書いてあるのを見たことがある。あるいは、政治的に正しいステッカーで「あなたがタバコをやめたらオナラをやめてあげよう」というのも見た。『アメリカ医師会雑誌』の社説は喫煙を「死神と愛し合うこと」とたとえている。[186] WHO刊行物の『世界の健康』はこういう時代を待ち望むという。「不運で嫌われ者の喫煙者が彼／彼女のタバコを小さな

※43　『万人の道（上）』北川悌二訳（旺文社文庫）、358ページ。

仕切られた喫煙スペースに持って行かなければならない（……）そこで汚染された空気を共有する相手は、同じ弱さを持って苦しんでいる、恥じ入った顔の『偏屈』たちである」[187]。この隔離政策は今や多くの場所で現実となっている。『ニュー・サイエンティスト』誌は、「喫煙者を不可触賤民と呼ぶべき時が来た」[188]と考えている。

『ガーディアン』紙によれば、ハーリー・ストリートのとある医師は、チェーンスモーカーのサダム・フセインに喫煙の危険を教えたことを後悔していたという。「正直に言って、私がアドバイスしていなければ、サダムは何年も前に死んでいたはずだと思う。とても大きな間違いをしでかしたと思わずにいられない」[189]。医学誌では、喫煙者が非喫煙者と同じ医療ケアを受けられるべきかという議論が定期的に沸き起こる。特に喫煙者がその忌まわしい習慣をやめない場合には。ジェフリー・ウィートクロフトは『デイリー・テレグラフ』紙にあった記事を挙げている。歴史家のサー・レイモンド・カーが狩りで腕を折ったとき、担当の外科医が告白したという。もし道徳的・法的に許されるなら、治療しないで放っておきたい。狩りはとても嫌いだから[190]。医師はまだ飲酒運転をした人やテロリストのけがを治療することを拒否していないわけだが、喫煙者にはなぜそんなに差別的な扱いを続けようと必死なのだろう？　イギリス王立内科医学会長は、喫煙者と飲酒者に対して、彼らの治療にかかるコストに見合う社会貢献を求めることを提案している。実際のところ、喫煙者も飲酒者もとっくに、タバコ税や酒税を払いすぎるくらい払っているわけだが[191]。イギリスの喫煙者はタバコ税だけで1日およそ2千万ポンドを払っている。しかし、追加の負担を求める意見はそれほど珍しいものではない。ドイツ一般医学協議会長のドクター・カルステン・ヴィルマールは、「過体重の人、喫煙者、ハンググライディングのようなリスクのあるスポーツをする人は、その突飛なふるまいによって招いた高い医療費に対して何らかの貢献をするべきだ」と主張している。[192] より最近では、レスター大学の2人の胸部心臓外科医が、喫煙者には心臓バイパス手術をしないという方針を表明している。[193] この方針にマンチェスター大学の6人の外科医も賛同した。[194] 人間の弱さがそれほど罰せられなければならないなら、エイズ患者にも同じ議論が当てはまるかもしれない。ほかの「自業自得」の患者もそうだ。この筋で考えていくと、論理的な結論はこうだ。「罪のない」人だけを治療する。そうすれば患者の待ち時間はだいぶ短くなるだろう。一九九三年の八月に、ある喫煙者がマンチェスター大学病院で死んだ。彼が紹介された心臓専門の医師は診療を拒否してこんな手紙を書いていた。「私ははっきり言ったはずだ。（バイパス手術をするための）この検査は普通、タバコを吸う人にはしていないのだと」[195]。嫌煙運動家のドクター・キース・ボールは、この出来事について『ガーディアン』紙に寄稿した記事で言っている。「うまくいけば、ミスター・エルフィックの不運な事例で社会の関心が高まって、喫煙者の心には禁煙の莫大な利益が深く沁み入るかもしれない」[196]。言い換えれば、タバコを吸う奴らには教訓を与えようというわけだ。

一九九三年の十月、ウィガンのビリンジ病院で紹介を受けた婦人科医が、22歳女性患者が1日に15本のタバコを吸うと聞いて、不妊治療手術をキャンセルした。これはおそらく、イギリスではじめて喫煙と関係ない病状に対して治療が拒否された例である。[197] ただし一九九三年九月にはサネット総合病院で4歳の男の子が歯科手術を断られている。麻酔医がその子の母親が喫煙することを発見したのだ。『サンデー・エクスプレス』誌によればこの母親は医師の説明を受け、禁煙するまで子供を治療しないと宣告された。[198]

会社の中には、喫煙者をクビにしたり、最初から雇わなかったりするところがある。オーストラリアの外交官がロンドンにある自国の大使館の前でタバコを吸っているところを見られたことがある。大使館の中では完全禁煙となっているからだ。[199] 禁煙は監獄や病院でも当たり前になっている。一九九三年一月にダラム州のディアボルト少年院の拘置所で16歳の少年が首を吊った。その少年は少年院の医師の勧めにより禁煙室に入れられていた。[200] 遺書があり、うつから逃れるためにはタバコが必要だったと書かれていた。一九九三年十二月、ノーフォーク州のコーストン大学で、13歳の少女が首を吊った。喫煙で退学になるのが怖かったからだという。[201] カナダの精神科医が、病院の外で統合失調症患者がタバコを吸っているのを見て驚いた。気温は氷点下だ。誰か健康狂信者がいて、屋内の喫煙は健康に悪いと決めたのだった。「強迫的な熱心さで、我々は喫煙者にしつこく絡んでは、統計上の事実やニコチンパッチや悪口雑言を押し付けている」。[202] ある老年病科医が『ランセット』の投稿で、病院全体の禁煙実施によって、彼の患者に向けられた残酷な仕打ちを訴えている。患者の平均年齢は82歳だった。[203]

アメリカでは、「受動喫煙と戦う患者団（PASS）」という団体が、子供の親権を争う訴訟中の親にアドバイスをしている。相手が喫煙者なら、訪問権や親権を否定する材料になるのだという。[204] そして今や、アメリカの法廷では、喫煙する両親は子供の親権を持つのに適していないという判断が受け入れられている。[205] 今は受動喫煙による損害で親を訴えるよう子供をそそのかす弁護士もいる。[206] イギリス養子縁組機関のガイドラインは孤児を「喫煙者と一緒に住ませるべきではない」としている。[207]『アメリカ公衆衛生学ジャーナル』に載った投書は、喫煙する親と住んでいる子供が一種の児童虐待の被害者ではないかと問いかけている。児童虐待の定義は児童虐待防止法によるのだと言う。また喫煙する配偶者は彼／彼女のパートナーに一種の「配偶者虐待」を働いているのではないかとも言う。[208]

現代の反タバコ運動のヒステリーをよりよく理解するには、過去3世紀のタバコ恐怖症をざっと見渡してみるといい。イングランド王ジェームズ一世は、戴冠してから1年経たないうちに、喫煙に反対する短いとりとめない冊子を書いている。題名は『タバコ大反対』だ（一六〇四年）。反タバコ運動家はよく、この奇妙な冊子の最後の文を好意的に引用する。

喫煙習慣は目にも忌まわしく、鼻にもいやらしく、脳には有害、肺にも危険であり、その黒くて臭い煙は、底なしの穴から湧いて三途の川に立ち込める霧に似ている。

『タバコ大反対』を読み込めば、王の関心が家臣の福祉ではなく彼自身の安泰にあったことがはっきりわかる。王の議論はこうだ。喫煙のような怠け者の楽しみと軟弱さが「すべての偉大な君主国家の転覆の始まりである」。ジェームズは家臣が喫煙で健康を害して職務を果たせなくなることを憂慮した。禁煙は、家臣が身をもって「王と国民の名誉と安全をともに守る」義務を完遂させるための予防策だった。王は「この王国でタバコを吸うという恥ずべき行いよりも卑しく迷惑な堕落はどんな国にもありえない」のではないかと恐れている。

ジェームズ一世が無情だと思う人は、彼がブライト病患者だったことを覚えておくといいだろう。扁桃肥大、腎結石、黄疸、痔、虫歯と歯槽膿漏、そして関節炎が現れていた。これだけあれば誰でも性格がねじ曲がってしまうのは当然だ。(209)

19世紀よりも前の逸話を、コンティ、クリステンら、キールナンの報告から引いてみよう。(210)
一六〇五年にジェームズ一世は、彼の悪口雑言に科学と学界からのお墨付きをもらいたくなって、自らオックスフォード大学を訪ね、喫煙の害について公開討論を行った。予想できるとおり、大学の先生方は王に同意し、医学部では喫煙を禁止するべきで、分別ある人は喫煙するべきではないとした。勇気を出して王の知恵に逆らった医師がひとりだけいた。医学部を2年前に卒業したばかりのドクター・チェイネルが、起立し、パイプをふかしながら、君主に反対意見を述べた。チェイネルは運が良かった。チェイネルの弁論はたいへん機知に富んだものだったので、王は笑いだし、チェイネルは宮廷道化師として生き延びた。王は次にケンブリッジ大学に行った。ケンブリッジ大学では副学長が周到に用意して、王が学内にいるあいだは、職員も学生も煙をふかしたり嗅ぎタバコを嗅いだりしないように命じた。ところがジェームズ一世でさえ、タバコに重い関税をかけるほうが禁煙令を出すよりも自分の得になることを理解していた。一六二九年にはリシュリュー枢機卿が、やはり喫煙者を嫌っていたフランスの君主に同じ助言をしている。
喫煙に対する教会の態度は嫌悪から寛容へと素早く変わった。一六四二年に、ローマ教皇ウルバヌス八世は、「未来に残すために」と題する反タバコの大勅書を発行した。そこでウルバヌスは聖職者がタバコを使うことを責めている。

聖なるミサの儀式の真っ最中に、司祭がタバコを控えないことには顔が赤くなる思いである。口からだろうと鼻からだろうと、祭壇の布地にはしみがつき、教会に有毒な煙が染み付くのである。

教会でタバコを使う者は誰でも、ただちに破門になるおそれがあった。ウルバヌスの後継者のインノケンティウス十世は禁止令を維持した。しかし次の教皇ベネディクトゥス十世[※44]はインノケンティウスの禁止令を破棄し、「取り下げ、無効、完全廃止、あたかも最初から存在しなかったかのように」せよと命じた。ベネディクトゥス自身もニコチン中毒となった。ローマ教皇職はタバコとブランデーの販売を、契約者がそれなりの支払いを教皇領に納める限りにおいて許可した。

これほど啓蒙されていない世界では、喫煙者はその恐るべき罪を厳しく責められた。たとえば一六三三年に、オスマン帝国のスルタンのムラト四世は、喫煙を死罪とした。諸報告によれば（真偽がよく確かめられていないものだが）、ムラトの父のアフメト一世はかつて、公衆の面前で喫煙を見咎められた恥知らずを罰するのに、パイプ軸で鼻を貫いたうえ、ほかの者に対する見せしめとして、ロバに乗せて道を行進させたという。ムラト四世はジェームズ一世と同じ論理によって、喫煙は兵士の戦闘能力を弱らせると考えた。ムラトはさらに喫煙が男性を不妊にすると考えた（この副作用はごく最近になって嫌煙家が再発見している）。だから喫煙は将来のオスマン帝国軍の潜在能力を狭める。兵士が戦場で喫煙しているところを見つけられれば、直ちに斬首、四つ裂き、あるいは手と足を潰して運命に任せるという処罰が与えられた。これほど残酷な方法でも、タバコの習慣が容赦なく広がるのを止めることはできなかった。ムラト四世の後継者は熱心な喫煙者となった。

17世紀のロシアでは、皇帝が喫煙者を罰する政策があった。喫煙者は唇か鼻に切り込みを入れられた。またタバコを売る者については、死ぬまで鞭打つ刑、去勢の刑があった。デンマークでは一六五五年に、

※44　ベネディクトゥス十三世の誤りか。またベネディクトゥス十世は「次の教皇」でもない。

宮廷医師のジーモン・パウリが、デンマーク・ノルウェー王クリスチャン四世の求めに応じて、喫煙を弾劾する文章を書いた。日本では一六一六年に、喫煙者の私有財産は没収に服するものとされ、中国では一六三八年の法律によりタバコを売る者は斬首のおそれがあった。しかしイングランドでは喫煙は非常に速く広まり、恥ずかしいことではなくなり、ペストを防ぐと信じられてさえいた。一六六五年にイートン・カレッジで、すべての男子生徒が毎朝喫煙を義務付けられた。イートン・カレッジの典礼係従者だったトム・ロジャーズの回想によると、ある朝喫煙しなかったときほど鞭打たれたことは人生でもほかになかったという。一八九九年、つまり少年たちが喫煙のために鞭打たれていたころに『メディカル・プレス』の編集者がこう綴っている。少年は詰まるところ好奇心旺盛な獣だ。

> 医学が科学的であろうとするためには、医師が男の子を診るときには望むこととちょうど反対を処方するべきだという証拠になるだろう。[211]

またある地域では、タバコは医師の処方によってのみ手に入った。三十年戦争のあとのバイエルン州がそうだった(一九八三年にアイルランド心臓基金のドクター・キルコインがこの考えを復活させた。キルコインはアイルランドのすべての喫煙者を登録し、登録しなければ誰も喫煙できないようにすることを訴えた。[212] 一九七六年にはイギリス医療経済局長官のミスター・ジョージ・ティーリング=スミスがタバコは処方によってのみ入手可能とするべきだと提案した)。

一六六七年に、チューリッヒ市長が喫煙者に強制労働または追放の罰を命じた。ドイツ人伝道者のヤコブ・バルデが一六五八年にこう書いている。

喫煙と自殺の違いは何か？　喫煙は自殺よりも時間がかかるだけだ。

一六九九年にはパリ医学校の校長が、愛の営みとは短いてんかん発作であり、喫煙は永続するてんかんであると宣言した。

19世紀に復活した反喫煙活動には、医師と道徳家が手を結んだ聖戦の性格があった。資本主義産業を拡大するには、多くの労働者の生産性をタバコやアルコールで損なわないでおく必要があった。ビクトリア朝のイングランドでは、人間の弱さは、特に労働階級の者の弱さは、資本の蓄積に対する足かせとみなされた。ビクトリア朝の清教徒精神は、一八五二年にリッチフィールドの聖職者に課せられた規則の中にも垣間見える。この規則は、ほかの禁止事項に加えて、特に「タバコ、ワイン、蒸留酒が欲しくてたまらなくなることは人間の弱さである。したがって聖職に仕える者すべてに禁じられる」と名指ししている。当時、幼い子供たちは炭鉱で使役され、地下で1日12時間から14時間を過ごすことも多かったのだが、そのことに対して医学や教会の権威は何らの反対を唱えることもなく、新たに結成された反タバコ同盟や結社を支持していた。

まれに、中庸をよしとする響きが医学ニュースにも現れる。一八三三年には、『内科外科レビュー』の編集者のジェイムズ・ジョンソンが、ドイツから出た「タバコは18歳から25歳の男性の死亡のうち50％の原因である」という心配性な報告に対して疑いの念を表している。ジョンソンは、喫煙は忌むべき許されざる習慣だとする一方で、「嫌煙家が想像するほど有害なものでもない」とも書いている。ジョンソンは、ロンドンの空気がタバコの煙で強く汚染されているのではないかと恐れる人々の目を覚まそうと、「現代のバビロン、ロンドンの都の煙った空気を汚すには、現在流通している数の何倍ものパイプが必要だ」と指摘している。(213)

一八五〇年代のイギリスは大タバコ論争に支配されていた。この論争は、一八五六年に『ランセット』に載ったサミュエル・ソリーの論文をきっかけにしている。ソリーは王立協会フェローで、ロンドンの聖トマス病院の外科医である。ソリーは、最近麻痺患者が増加していることは喫煙が原因だと唱えた。(214) ソリーに応答する書簡が相次ぎ、喫煙が原因となるあらゆる病気が数え上げられた。筋肉の衰弱、黄疸、舌がん、唇からのどのがん、足のふらつき、手の震え、脳軟化症、てんかん、知能障害、精神病、インポテンツ、精液漏、脳卒中、躁病、クレチン病、膵臓や肝臓の病気、難聴、気管支炎、心臓病。さらにタバコは喫煙者だけでなく子孫にも害を残すという説も現れた。

習慣的喫煙者の子供の衰弱、心気症、ヒステリー、精神病、小人のような形態異常、苦痛に満ちた生活と早逝を見れば、喫煙という有害な習慣によって弱々しく不健全な体質が受け継がれることは十分に証明できる。

ドクター・ピダックという人が一八五六年※45の『ランセット』で右のように書いている。(215) イングランドの健康が危ないという懸念とともに、喫煙はイングランド人種を国民の規模で堕落させ、退廃したトルコ人たちのようなものにしてしまうかもしれないという懸念が表明されている。これに応答した書簡の著者は、ドイツではタバコの消費が絶え間なく続いているので、ドイツ人は眼鏡を手放せなくなり、ちょうどイングランド人が帽子を手放さないのと同じようになったと指摘している。書簡はそこから、喫煙者と非喫煙者の間で有病率と死亡率を慎重に比較すれば、ニコチン、タール、その他何十とあるタバコの毒が命を縮めることは明確に示せるはずだと結論する。

いつものように、常識が供給不足になっていたわけだ。しかし、これに対する書簡の中で、精神科医のJ・C・バックニルは、事実を誇張しても生産的ではないと警告した。

タバコの中等度の使用に反対する議論は、一面的で結論を出す力のないものであり、かつて絶対禁酒者が提示した、発酵飲料を飲むことに反対する議論と同種である。禁煙論と禁酒論は同じ誤りを犯している。つまり、何かが健康の維持に必要でないから、またその乱用がときに病気の原因になるから、それは有害であり、どんな場合にも退けるべきだと主張するのだ。(216)

この大論争にあって、『ランセット』の編集者はまた、事実を大げさに言うことに釘を刺した。そんなことをしていたら、「我々が大衆の心に対する恒久的な影響力を」失うという望ましくない結果が待っている。「道徳的侵略者」は引くことを知らず、今はタバコを、次には肉を、塩を、アルコールを、砂糖を攻撃する。社説はこう問いかけている。

詩は、絵画は、ポートワインは、パイプもまた、道徳的侵略者に狩られる運命なのだろうか？

※45 一八五七年の誤り。

人間性は、数え切れないほどの切望と楽しみの余地を持っていたはずだが、知的植物の状態にまでおとしめられるのだろうか[217]？

大衆はおおむねこの感傷に共感し、反喫煙のくだくだしい演説にはあまり関心を抱かなかった。法廷弁護士のシュタインメッツは、喫煙者を弁護するパンフレットを書き、ソリーはタバコをやめた人症候群に陥っていると断じた。シュタインメッツはまたこのような問いを発している。

反喫煙論者は、はたして本当に、大衆をうまいこと丸め込んで「医者は国民の健康の維持に関心がある」と信じ込ませられると思っているのだろうか[218]？

この問いはいまだに正当なものだ。

今日、いまだに喫煙を続けている人に襲いかかろうと身構えている病気や悩みごとのリストは長大になり、一八五六年の大タバコ論争のときよりもさらに長くなっている。ただし、一八五六年と現在で共通しているものはほとんどない。現在では股関節骨折、脳卒中、乳房膿瘍、白血病、不妊、月経異常、精索静脈瘤、片頭痛、消化性潰瘍、難聴、肺塞栓症、認知症、高血圧、エイズ、それから肺がんをはじめあらゆる種類のがんが挙げられている。喫煙者の子供は知能が低いとも、非行に走りやすいとも、喘息、肺炎、気管支炎、髄膜炎、耳の感染症、多動症、がん、乳幼児突然死症候群が多いとも言われる。妊娠中に喫煙する女性の子供は、死産にならなかったとしても、口蓋裂やその他の先天形態異常を持って生まれる可能性があり、身体的・精神的健康が危険にさらされる。喫煙者と同居している女性は子宮頸がん、乳がん、心臓発作のリスクがある。

J・H・ジャックフという精神科医は、リチャード・ニクソン大統領が一九六九年に「ドラッグ戦争」の責任者に任じた人で、喫煙は「精神異常」だと宣言した。「精神異常」という言葉は、19世紀に喫煙者を指す言葉だった「堕落」を現代風に言い換えたものだ。[219] タバコという不倶戴天の敵との全面戦争の中では、あらゆる策略、戦術、戦略が許された。イギリス医師会は、一九八六年に『男爵たちをいぶし出す』という小冊子を出している。この小冊子は、反喫煙運動家にこんなアドバイスをしている。

大きな出来事がなく時間があるときは（あるいは何もかもがうまくいかないときは）、目を引くような数字を持ち出し、賢く売り込み、データで人を辱めることだ。[220]

運動家と不安商法は、喫煙こそが健康に対する最大の脅威だという主張を強化するために、タバコによる死者の数をホロコーストと比べることが役に立つと考える。だから、たとえばドクター・フォージは「世界で毎年タバコによって死亡する人の数は、ナチスドイツのホロコーストによる死者の数を合計しただけに等しいだろう」と見積もったし、彼のメッセージが誤解されないよう、『アメリカ医師会雑誌』の社説として書いた記事に「拡大する褐色の死病」[221]という題名をつけている。『アメリカ医師会雑誌』のもうひとりの社説子はこう書いている。

喫煙の生命と金銭に対する害は、コカイン、ヘロイン、エイズ、交通事故、殺人、テロリストの攻撃をすべて合わせたより大きい（……）時間あたりで言うと、我々は兄弟姉妹のうち600万人を、これからの16年と4か月のうちに失うことになる。[222]（引用者注　この正確な時間は一〇〇〇年代ミレニアムの終わりまでという意味で計算されている）[※46]

これはちょうど、連邦議会議員のホブソンが一九一四年十二月二十二日の下院で言ったことと同じだ。ホブソンはアルコールが「公衆衛生を損なうものであり、我らの市民を殺戮し、殺害し、傷害してきたことは、これまでに戦争と疫病と飢饉を合わせたより何倍も多い」と言った。

大きな数字を言われると戸惑ってしまう喫煙者に対して、喫煙で顔のしわが増えるという古い噂はいつも便利に使われてきた。ベン・ジョンソンの喜劇『バーソロミューの市』（一六一四年）では、オーバードゥ判事が喫煙者に警告している。タバコは顔の色つやを「タバコ売りのインディアンのようにする」、しかも「肺を腐らせ、肝臓をまだらにし、脳はいぶして豚売りの女の屋台の裏側のようにしてしまう」のだという。この現象は今では「モク中の顔」として知られ、一九八五年には『ブリティシュ・メディカル・ジャーナル』が喫煙常習者の顔写真集を載せた。喫煙者がどんなに醜いかを示すためのものだ。そこには詩人のW・H・オーデンの顔もあった。[223]「喫煙者の顔」はほかの医学書でも議論されてきた。ただし、一九二〇年の観察を蘇らせた者はまだいない。それはH・L・メンケンが『アメリカーナ』に書いた、「喫煙は女性の鼻を赤くし、ヒゲを生やす」というものだ。[224]

ニューリングとメルクルは、アメリカの社会が喫煙に対して公式に態度を示した例を20世紀初頭までさかのぼっている。20世紀初頭には、アメリカの14の州が喫煙を禁止し、ほかの州はテキサス州を除いてすべて、未成年者にタバコを売ることを法律で禁止していた。[225]たとえばミシガン州の法律では、21歳未満の人にタバコを売ったか与えたかした者は罰金または投獄の刑とされていた。未成年者がタバコを所持することも罰則のある犯罪だった。しかし、次の時代には利益が道徳に勝った。一九二七年までに14の州すべてが禁煙法を廃止した。長い凪の時代を挟んで、振り子は再び振れ、公衆衛生局長官報告の「喫煙と健康」が一九六四年に発行された。それから1年以内にタバコの包装には健康上の注意が書かれるようになり、テレビのコマーシャルは一九七一年までに禁止になった。ところがアメリカのタバコ製造業者は困らなかった。国内での消費が減ったよりも多く輸出が増えたからだ。特に第三世界への輸出が増えた。ニューリングとメルクルはこう言っている。

連邦機関が禁煙にかけてきた情熱の多くはいまだに謎のままだ。見たところ、彼らが禁煙にこだわる理由の多くは、組織として存続するため、役割をはっきりさせるため、そして権力を得るためであるようだ。

ヨーロッパで起こった禁煙運動のうちで、現代を別として最近の例を挙げるなら、ナチスドイツがアメリカに刺激されて起こした禁煙革命がある。禁煙運動にはよくあることだが、ナチスのキャンペーンでも喫煙と飲酒は同時に標的にされた。一九三九年に『アメリカ医師会雑誌』にベルリンから書簡を寄せた著者は、公衆衛生学の教授が1万5千人の大集会に向かって話した、タバコとアルコールの害についての説

※46　シュクラバーネクの誤解と思われる。引用元の社説では喫煙による死者を1日あたり1、000人と見て、16年と4か月でホロコーストの犠牲者数600万人に相当すると計算している。

を報告している。タバコは健康を強く害し、軍役に適した人の数を減らすというものだ。その教授はさらに、喫煙は身体的にも精神的にも病気に弱い体質と密接に結びついていることを指摘した。教授は政府が容赦なくタバコ中毒と戦うことを求め、「ますます恥知らずになっている広告の手法」を禁止するべきだと言った。[226] ヘルマン・ゲーリングは、ドイツ空軍の総司令官として、パイロットが公共の場で喫煙することを禁止した（一九九三年にはシンガポールの軍人が制服を着て公共の場で喫煙することを禁止された）。[227] ヒトラー自身は、イェーナ大学の反タバコ研究所に個人資金から10万マルク[※47]を寄付している。

二〇〇〇年までに喫煙のない世界を作るというのが、アメリカの公衆衛生局長官の夢だそうだが、[228] そんな幻想は世界の現実の問題とは何の関係もない。つまり、飢餓、人口過多、戦争、貧困による病気、非人道的行為といったことに対して。先進諸国では、どんな理由であれ、誰かが喫煙を続けるだろうという事実を受け入れなければならない。喫煙の健康に対する害は疑う余地がないが、誇張することや道徳と混同することなく、真実を語らなければならない。国家が喫煙者を中毒のかどで責めることは不誠実だ。その国家が、同時にタバコの売上から分前をたんまりと得ているならば。子供に対しては父権主義もある程度は正当だが、子供が喫煙を始めたがらないようにするための主な役割は両親が果たすべきであり、国家が強制的な手段を使って介入するべきではない。

タバコ戦争は予期せぬ犠牲を生んでいる。そのひとつが科学だ。ヒューム主義哲学者のアントニー・フルーはこう記している。

喫煙に反対して運動するすべての個人と組織は、タバコの煙がある環境は有害だと確立することをどうしても必要としていて、タバコの害が広く深いほど良いという立場にいる。なぜなら、タバコの害こそが、自由至上主義から来る主な反発を無効にするために必要なことだからだ。(229)

科学者の中でも、公衆衛生の増進運動によって自身を「進歩的」だと感じる者は、彼らにとって必要な証拠を見つける意欲にあふれている。つまり「自らを欺く誤ちの誘惑はどんな物質的な関心よりも強い」と証明したいのだ。

政治哲学者のジョン・C・ルーイクは、受動喫煙により罪のない隣人が害を被るという考えについて、アメリカの禁煙運動が科学的な証明を必要としていた結果、環境保護庁と公衆衛生局の庁舎で科学が政治的にねじ曲げられたとして、見逃せない証拠を提示している。ルーイクの観察によれば、ねじ曲げられた科学には3点の大きな特徴があるという。

第一に、ねじ曲げられた科学は仮説とデータから出発して結論に進むのではなく、強いられた結論または受け入れやすい結論から出発して、その結論のために都合のいいデータを見つける向きに進む。いわば、「正しい」結論にたどり着くために都合よく選んだデータを使う。「正しい」結論は、データを選んでいる以上、当然のこととして、必ずや現実をゆがめて見せる。第二に、ねじ曲げられた科学はただ現実をゆがめて見せるだけでなく、結論に至るまでの過程をもゆがめて見せる。データを選んでいることを認め、正しい結論を証明する政治的な必要があったと認めるのではなく、

※47　原文はDM（ドイツマルク）とあるが、ライヒスマルクの誤りか。

さらには問題の複雑さと証拠から言えることの限界を認めることもせず、そのかわりに論理と結論をあたかも疑う余地がないかのように見せかける。次の第三の点が最も重要かもしれない。正常な科学は、違う意見と立ち向かう上で証拠と議論の質を問題にし、人身攻撃は科学の議論として不適切だと考える。対して、ねじ曲げられた科学は、違う意見を遮るために恐るべき制度上の障壁を作り出そうとし、そのために査読の過程からは反対意見の人を排除し、反対意見の質を議論するのではなく、人の性格や動機を問題にすることによって、反対意見を黙らせようとする。[230]

一九五〇年代まで、疫学の教育は主に感染症のパターンを研究することによってなされていた。それからしだいに、疫学は何か別のものになってしまった。疫学は連想ゲームになり、「文明病」と「危険因子」の間のつながりを探すようになった。疫学を学問として尊重してほしければ、そのために決定的に重要なのは、この新しいタイプの疫学から科学的推論の厳格な見本を生み出し、科学的な批評を誰にでも平等に加えて情けをかけないこと、たとえ研究の結果が研究者にとって喜ばしくないものだったとしても公正であることだ。発見は有効で信頼できるものでなければならず、反対に流行や政治や疫学自身の関心、あるいは一部の疫学者が決めた公共善の定義によって決まるものであってはならない。20世紀にはすでにうんざりするほど、悪い科学やまやかしの科学を大目に見るような、時には勧めさえするような体制が、国民のためとか社会のためといった名のもとに敷かれてきた。そうした体制が、悪い科学を育て、ひどく不快な社会を育ててきた。

では、現在の疫学はどの程度科学的に厳格なのだろうか？　ジョン・ラスト教授はカナダの疫学の中心人物のひとりだ。ラストは国際疫学会総会の講演で、ある種の研究に対する批判について議論した。その研究とは、科学的に適切とは言えないもので、「政治的に正しい」と呼ばれるような結論を導くものだ。それでも、ラストはそうした研究への批判は「無責任だ」と遠回しに言った。ラスト自身の言葉を借りよう。

> もうひとつの種類の信頼性はさらに不安を誘う。それは科学的厳格さを厳しく無神経に当てはめ、状況証拠の重みを無視し、疫学的発見の有効性に疑いをかける。**そんなことは公共の関心ではないというのに**。(231)（強調は引用者）

ラストはさらに、「一部の疫学者がタバコとがんの関係の証拠に対して粗探しを続けていること」（おそらく受動喫煙のことを言っているのだろう）を嘆き、そうした科学者は「結果としてもたらされる害に責任を負うべきではないか」と言っている。誰に対して責任を負えと言うのだろう？　不思議なものだ。異端審問官に対してだろうか？

第3部　強制的医学

1. 理論から実践へ

ド・ジュヴネルは、権威ある著作となった『権力論』の中で、18世紀までの国家権力の成長のメカニズムは、モンテスキューやド・トクヴィルやテーヌなどの著作によって理解され、批評的に暴かれてきたと記している。しかし、「現在、我々はもはやその過程を理解できない。我々はもはや抵抗することもなく、反応することもない」という。(1) イギリスで自由を、「その名に値する唯一の自由」※1を守っていた最後のひとりはジョン・スチュアート・ミルだった。しかし、新卒の中でミルのことを聞いたことがある人は多くない。国の義務教育の提供者が、預かった子供たちがうっかりミルの『自由論』を手に入れないよう気をつけているからだ。

18世紀までは、世界の中で人間が置かれた位置や正しい行いのルールを決めるのは教会だった。次いで、人類史上初めて「幸福の追求」が新しい権利となり、アメリカ独立宣言で法制化され、俗人の政府によってそれぞれの市民に保証されるものになった。さらに200年経って、アメリカ国家は人間の「幸福」の合計の最大化を施行するために資源を投入し始めた。そこで言う「幸福」とはもはや建国の父たちの荒削りな個人主義ではなく、国家が処方する「生活習慣」に従うことを指す。この変化は新しい種類の専門家の登場によって促された。その人間の幸福についての専門家は、大衆を取り込むことに成功した。厳格に科学的で合理的な原則に基づいて、古びた「ユートピア」の偽の輝きを客観的な「行動変容」の手法に変えることができると信じさせるに至ったのである。「幸福」という用語はもはや使われなくなった。科学的には「健康」が「幸福」に相当すると信じられたからだ。正しいふるまい、常識的なたしなみ、さらには良い行儀作法までが、生活習慣主義に置き換えられていった。生活習慣の専門家は主に疫学と統計学の専門分野からやってきた。専門家たちはその計画を実現するために権力を必要としていた。すると、国家の強制装置とその補助戦力である官僚と「支援者」が、持っていた権力のすべてを喜んで提供した。専門家の持つ魅力的な力と交換に。専門家たちは喜んで取引に応じた。

生活習慣を指図される大衆の側では、政府刊行物で決められている正しい生活習慣が、それぞれ人が思う幸福というものに少しでも似ているかどうかを尋ねてもらえたことはない。ド・ジュヴネルが言っているとおりだ。

公共の問題の宣伝は、ある階級に委託されるようになった。その階級は信じられるものを肉体が必要としているため、怪しい真実を胸に飾る。ちょうど以前にフス派とアナバプテストがしたのと同じように。

現在の疫学は、そうした怪しい真実が尽きることなく湧き出す泉となった。怪しい真実は、統計学の手

※1 『自由論』にあるミルの言葉。この句を含む引用が10章にあるが、訳文からこの部分だけを切り離すことが難しいため、独自に訳した。

品によって、必要とされただけの確実さに変身するのだ。(2)

レーニン主義と同じように、健康主義もまた、素晴らしい未来を約束することで、他人のために尽くす人たちや、知的だったはずの人たちを惹きつける。彼らのうちのいくらかは事実を認めさえするかもしれない。つまり、健康主義の過程では傷つく人がいるのだが、マルクス主義やレーニン主義の運動家がかつて言っていたのと同じように、森を切り開くときには木の破片が飛び散るものだと。「すべての人に健康を」あるいは「二〇〇〇年までにタバコのない地球に」という輝かしい未来像は批判しがたいものだ。批判すれば産業の奴隷とみなされてしまう。つまり、人々を病気にすることで生き延びている産業から支払いを受ける、無責任な奴隷だと。そうでなければ、道徳的白痴に違いない。

健康主義政策を実行する方法は、たとえば健康についての教育の代わりに健康づくりの宣伝文句を教え込むことだ。あるいはすべての市民に定期的な「健康」調査を始めること、金銭的な動機づけをして家庭医を強制的に利用させ、家庭医を国家の代理人として働かせること、政治的にゆがめられた健康主義の科学を客観的知識のように見せかけること、「体に悪い」とみなされた商品に課税すること、適法な製品の広告に干渉すること、「目の前の関心事と盲目な情熱を大急ぎでつぎはぎした以上のものではない」(3)法制度を作ること。健康主義の権威は公共の責任を直接負う立場にはない。彼らは道徳的真空の中で暗躍している。彼らの権力は、実情としては、議論にさらされることがない。なぜなら彼らは医学と科学から正当性をもっともらしく借りてきているからであり、彼らが関わっているのは善行だからだ。彼らが害をなす可能性については検討されない。

健康教育にあたる人が、「行動変容」のための戦略を考案する動機とはなんだろうか。なぜ医学の専門家は行動管理の仕事を喜んで引き受けるのだろう。それは純粋に他人を思いやる心からなされているのだろうか。親切な父権主義なのか、正しい行動を確立しようとする清教徒的情熱なのか。「リスクのある」生活習慣は避けるように言われるわけだが、避けるべきとされることはしばしば、清教徒的、小市民的価値観にとって「よいこと」から逸脱することである。つまり、飲酒、食べ過ぎ、セックスといった楽しい行為は有害に違いない、したがって根絶されるべきだという考えに行き着く。

2. 強制的利他主義

医学の専門家は清教徒の模範になるような生活習慣で名高いわけではないのだが、他人の生活習慣を管理することで権力をさらに増している。医学の専門家の権力は、道徳とカリスマと科学の権威を笠に着ることで、ぬかりなく守られている。医師の道徳的権威はめったに疑問にさらされることがない。医師は天使の側についているからだ。医師は悪と戦い、苦難や死と戦う。医師のカリスマは彼らの任務の性質によって醸成されるものだ。医師はX線を使って患者の「中身を見抜く」ことができる。医師は患者を麻酔によって死んだような状態にすることができる。患者の心臓を手に握ることも、脳を操作することも、スペアの部品を取り付けることもできる。医師の科学的権威は、医師が科学者のものまねをすることから来る。たとえば、医師の白衣は19世紀には標準的な制服となっているが、実験科学者のまねをしたものだ。医師のデスクの後ろには顕微鏡と試験管立てがあり、患者はまるでルイ・パスツールの前にいるように感じさせられる。
人間行動の研究は、普遍的な法則を発見することがないという点で、科学ではない。人間行動の研究から は道徳的な物語が構成される。その物語は特定の社会集団に対して、特定の時間と場所でだけ意味を持つ。これは人間行動が研究対象として重要でないとか興味深くないということではない。しかし、面白いものがすべて科学であるわけでもない。マイケル・オークショットは「まばたき」と「ウインク」という比喩を使って、客観的な現象と主観的な現象を区別している。まばたきは事実だが、ウインクは意味を帯びているというわけだ。医学においては、まばたきに相当するのが病気の客観的な徴候だ。しかし、病気の概念はある部分でウインクのように構成されている。そして、医学の目的は、まばたきに意味を与えることなのだ。この病気の意味づけの過程で、病気の主観的な（道徳的な）解釈が最も重要になるが、科学の言葉をまねた、わけのわからない「客観的な」専門用語に隠されてしまう。トマス・サースの例を使って言えば、無オルガスム症（性的快感が生まれないこと）は「病気」であり、医師に「治療される」。ところが悲しいときに涙が出ないことは、恣意的な基準によると、「病気」ではない。同じように、薬物依存症は「病気」だが、金と権力にとりつかれることは「病気」ではない。

医学の専門家の権力の源のひとつは、彼らが「正常」を定義し、「異常」の烙印を押す機能を独占していることにある。かつてはこのように矯正する働きは、身体的異常のほか、精神異常については精神科医の意見が必要なほど重い場合にだけ適用された。最近になるにつれて、健康な人々の行動にまで正常化が勧められるようになった。健康づくりと病気の予防という新しい政策の一環として。いくつかの生活習慣が「体に悪い」または「無責任だ」とみなされた。どちらの言葉で呼ばれるかは、その語り口が道徳的な意味合いを隠しているか、明らかにしているかによる。皮肉なことに、「寛容な社会」という言葉が登場したのは、人々の生活をもっと医学が管理することが容認されるのと同時だった。

マルカム・ブラッドベリは、一九九三年にカナダの学術集会に出席し、大学のキャンパスを「典型的な90年代の地獄だ。禁煙、禁酒、政治的に正しく、ネスカフェの小袋の隣にはコンドームが置いてあるのだが、女の子はみなレイプ防止アラームを持って歩いている」と評した。

シンガポールから手紙をくれた人が、地域の新聞の切り抜きを送ってくれた。そのひとつによれば、教育省の上級相が、新しい国家戦略により、学童の肥満と戦うことを宣言した。子供たちの連絡帳には体重の評価が記載され、両親が学業の成績をチェックするときには健康と体力の成績も一緒に見えるようにされるのだという。[4]『ストレーツ・タイムズ』紙は循環器内科医の発言を引いている。その医師は、健康クラブに参加した人、ウォーキングマシンやエアロバイクを買った人の税金を引くように提言している。[5]健康のプロパガンダは、できるだけ多くのシンガポール人に届くよう、英語、中国語、タミル語、マレー語でばらまかれている。シンガポールではチューインガムさえ禁止されている。ただし、シンガポール健康省によれば、食べ物を食べる代わりにガムを嚙んだ人だけが起訴されるのだという。[6]

我らがイギリスでは、新聞の見出しに「イギリス式の不健康な生活習慣がヨーロッパの病人[※2]を殺している」といったものが一九九一年には現れている。それが政府報告の『国民の健康』の背景にもなっている。『国民の健康』によれば、がんによる死亡の85%は「予防できる」ものであり、心血管疾患による死亡は

※2　イギリスを指す。第2部訳註29参照。

二〇〇〇年までに30％減らされるべきだという。この目標を達成するために、人々の生活習慣を根本的に変えることが唱えられている。政府が人々の生活に介入することを正当化する理論のひとつが、その介入は本人の利益のためだからというものだ。ただし介入を嫌がる人にはそれがわからないかもしれない。馬鹿だからか、愚鈍だからか、無責任だからか。この議論は、もし他人に強制力を働かせる人が同時に馬鹿や愚鈍や無責任を定義する権利を独占している場合、反論しがたいものになる。

ダニエル・ウィクラーは、市民の生活習慣を変えようとする政府の方策の倫理を包括的に解析する中で、『ニューヨーク・タイムズ』の食品担当編集者のクレイグ・クレアボーンの発言を引用している。クレアボーンは愚かである権利を雄弁に擁護した。

私はハンバーガーとチリコンカーンとホットドッグが大好きだ。フォワグラとソーテルヌも、ズアオホオジロという小さい鳥も好きだ。ウズラの卵とオランダ風ソースのパーティーも、海岸でハマグリとロブスターを焼くのも、クリームがいっぱい詰まったクレープも大好きだ。もし私が地上にとどまれる時間が1時間ほど縮まるとしても、私はメトシェラ※3になどなりたくないとしか言いようがない。100歳かそれ以上になってまだ生きていて、電気プラグが刺さった何かの神の恵みを受けるようにはなりたくない。(7)

クレアボーンは「馬鹿」かもしれない。しかしクレアボーンは愚かでも、自分の望みを理解していないわけでもない。それどころか、クレアボーンの散文はごまんとある健康づくりのリーフレットにある文言より優れている。だからクレアボーンのような人は危険なのだ。

健康教育は、合理的な意志決定を助けるために、実用的で事実に即した情報を提供するべきだ。合理的な意志決定とはつまり、考え抜かれた選択のことだ。合理的な判断の結果、健康上の注意を無視し、リスクを受け入れることもあるかもしれない。健康づくり論者はそうした結果があれば合理的に考える努力が足りないのだとみなし、「合理的ではない」と決めつける。そして健康教育の担当者は機嫌を悪くし、もっと「効果的な」方法を主張する。すなわち、さまざまな形態での強制だ。法令によって、道徳的圧力によって、あるいは広告業が発達させてきた洗練された巧みな技術を使って。ウィクラーが指摘しているとおりだ。

健康教育は実際には誤報であるもの、あるいはわざと間違った内容のものを必要とすることがある。健康教育による命令は、健康のためそのようにすることの科学的な証拠は明白だとほのめかすか、はっきり言うことさえある。たとえ明白な証拠などなかったとしても。

健康教育が合理的な選択を促すのではなく、こうした手法をとることによって、人々はますます「専門家」の意見に頼らざるをえなくなる。

「健康教育」の大部分は、大まかに言って不道徳に分類される行動を標的にするので、そうした教育の主な目的は健康の増進なのか、そうでないのかという疑問が生まれる。たとえば、健康教育者のひとりは

※3　聖書に登場する人物。969年生きたとされる（創世記5：27）。

「怠惰、暴食、大酒、無茶な運転、性の乱れ、喫煙」について警告している。(8) ほかにも健康を危険にさらすかもしれない行動はある。たとえばスポーツだ。しかしスポーツは道徳的に罪のないものと思われているので、ハンググライディングの道具に健康上の警告は書かれていない。スピードの出る車にも、登山家のアイゼンにも、ジョギング用の服にも。同じように、経済の観点から言っても、非喫煙者が長く生きることによって社会保障と退職金を多く消費することに公正の原則は適用されない。これもウィクラーが指摘している点だ。

一部の倫理学者は、国家の父権的な役割を守ろうとして、実際の国家は分別ある方策だけを採用するのであり、国家がビッグ・ブラザーに変わってしまう危険はないのだと主張した。たとえばダン・ボーシャンは一九八八年に、「アルコールとタバコを増税と流通規制によって制限し、拳銃を規制し、バイクに乗る人にはヘルメットをかぶらせ、自動車にはシートベルトとエアバッグをつけさせる」以上のことは起こらないだろうと書いている。ボーシャンは、過去の禁酒法はそれほど父権的ではなく、むしろ「道徳主義に関する出来事である」として議論から除いている。(9) しかし、ボーシャンの区別は見せかけにすぎない。道徳主義の色を帯びていない父権主義という考えは抽象的であり、現実に対応するものは存在しない。生活習慣主義とは道徳主義であり父権主義でもあり、どちらの面でも一段と優れているものだ。父権論者とその代弁者、つまりボーシャンのような人が、自主性を擁護したジョン・スチュアート・ミルとかロナルド・ドウォーキンを批判するのは驚くべきことではない。彼らに言わせれば、自主性を擁護する人は神話的な理想を追い求めていて、「そんな夢物語はぜひともしぼませてやる必要がある」のだ。

医学的父権主義は代理人を通して働くこともある。医師が政府に助言して「健康づくり」の方策を強化させる場合のように。マイク・オッペンハイムは、公衆に対して「健康維持」を提供するよう医師に課せられた役割に反発した。なぜなら医師は人々に健康を強いるには力がないからだ。[10] 代わりにオッペンハイムが提案するのは、医師の役割を政府が代わりに引き受け、政府が「誰もが利益を得るために欠かせない強制力を働かせる」ということだ。そうしたプログラムは看護師と訓練された素人が担当することもできるかもしれない。オッペンハイムが言うには、役に立つ強制の例というのが、運転免許を条件付きで与えることとし、免許を取りたい人が特定の健康診断を受けたことを証明しなければならないようにするというものだ。

もうひとりの倫理学者のダニエル・カラハンは、『ニューイングランド医学雑誌』の社説で、「国家が我々に健康的な行動を強いる強制的な権力の行使」には抵抗するべきだが、「完全に逆らうべきでもない」と考察した。カラハンの提言では、教育を最初に試みるべきであり、教育がうまくいかなかった場合に「続いてより強い段階を踏んでもよい」[11] とされている。個人の良い生活を心配することと、「健康的な」行動を強制することの境界線は実にあいまいであり、見分けがつかない。

一部の医師は、保険会社が「罰則料率」の規定を作ることを提案している。これは保険に入った人が食べ過ぎたり、運動をしなかったり、アルコールを飲んだりしていて生活習慣が不健康なら、保険料を多く払わされるというものだ。ストークスは、そのようなシステムによって「人々は自分の健康にもっと責任を持とうと思うようになる」と考えた。そして患者の私生活におせっかいを焼いているという非難を逃れるために、生活習慣のプロフィールの評価を拒否した人は、リスクが最大の人と同じレベルの保険料にすればいいとした。[12]

ボーシャンはバイクに乗る人にヘルメット着用を義務とするのが強制の限界だと信じていたわけだが、同じ年に、『ランセット』は「自転車に乗る人はいつヘルメットをかぶるのか?」と問うている。[13] そうした法制化はオーストラリアではすでに通っている。しかし、自転車用のヘルメットが深刻な頭部外傷を防ぐという証拠は怪しいものだ。ロンドンの公衆衛生の重役のマーク・マッカーシーは、ヘルメットは安全性を改善しない、代わりにけがを防ぐ責任を犠牲者に押し付けるだけだと主張した。[14] マッカーシーは加えて言った。政策立案者が本当にヘルメットで頭部外傷を防げると信じているなら、すべての歩行者と自動車の利用者にもかぶらせるべきだ。なぜなら頭部外傷は、自転車に乗る人よりも、歩行者と自動車に乗る人にはるかに多く起こっているのだから。[15] ニューサウスウェールズでは、家庭の水泳用プールはすべてフェンスで囲うことが法律で決められている。幼児がプールに落ちるのを防ぐためだという。予防医学の名を借りて作られる法律の数々には終わりがない。そのような法律によって、国家は監視と管理と懲罰の権力を増すのだ。

良いことをするのは良い意志に基づいているのかもしれない。ところが、「意識が高い人(do-gooder)」という言葉に含意されているように、良い意志に良い結果がともなうとは限らない。あるいは、手段によって目的が正当化されるとは限らない。罰を与える行為さえ「良いこと」と解釈され、また気分の良いことになってしまう。その先の目的、たとえば社会の利益とか、長い目で見れば罰を受ける人にとっても利益になるとかいった目的にかなうならば。父権主義者の特徴は、すなわち権威主義者の特徴は、被害者よりも自分のほうが賢く道徳があると信じていることだ。彼らは誰よりも何が正しいか、何が良いことか、何が健康的かを知っているのだから、その優れた知識をかわいそうな人たちに分け与えてやらねばならぬというわけだ。かわいそうな人たちが善導を受け入れないならば、そんな人は先が見えていないか、単にりだ。

強情なのであって、なにがしかの強制的命令がふさわしい。ウィリアム・カーライオンが言っているとお

歴史上、人は自分の能力を最大限に見積もって、良い方向に向かっていると信じたときにこそ、他人の目から見れば、より大きな危険を抱えているものだ。(16)

大衆の生活の改善について、理論と実践を強化するための知的インプットが、専門家階級によってなされてきた。専門家階級には、医師、宣教師、判事、哲学者、教育者、社会学者がいる。マルクス主義者によって大衆にもたらされた困難の大きさに並ぶほどの、ほかの社会運動の成果はひとつしかない。それは国民の経済と健康を改良しようとして、第三帝国の国家社会主義ドイツ労働者党がしたことだ。マルクス主義もナチスも、「健康」を取り組むべき問題の上位に据えていた。

3. 国家の代理人としての医師

『ランセット』の元編集長のサー・セオドア・フォックスは、現編集長※4のロビン・フォックスの父でもあり、かつてこのようなことを書いた。

※4　刊行当時。一九九五年以後はリチャード・ホートン。

臨床医とは科学の従者ではなく、人類の従者でもなく、人生の従者でさえない。臨床医はかけがえのない患者のためのかけがえのない従者であり、臨床医の判断はいつも彼らふたりの個人的な関心に基づいている。(17)

しかし、政府に雇われて公衆衛生行政に関わる医師や、保険会社か産業に雇われている医師は、彼らの契約上当然のこととして、忠誠の相手が違っている。さらには開業医でさえ、罰則や法律に強いられて、私的な相談から知りえた秘密情報を漏らすかもしれないし、処方外の薬剤を選ぶ患者に対して人間らしい医学的ケアを提供できなくなるかもしれない。よくあることとして、病院の患者が研究プロジェクトの対象とされるのだが、その主な目的は患者の利益ではなく、医師のキャリアアップのためだ。

一九七一年に、アメリカの社会学者のアーヴィング・ゾラが、医学は社会管理のための主要な制度だと説いた。社会管理は国家にとって非常に重要だから、国家は医学の専門家と友好関係を確立することに心を砕くのだし、経済と政治上の目的のための専門技術を使いもする。医学の専門家との協力のもと、最も残酷な支配体制が近現代の歴史のいたるところに現れた記録は、背筋が凍るほどのものだ。医師が身にまとう権力は莫大だ。医師は患者について重要な決定を下す。雇用に足るかどうかについて、結婚と出産に適しているかどうかについて、中絶の権利があるかどうかについて、いつ死ぬことを許されるかについて、契約を結ぶ適性があるかどうかについて、養子を取るか自分の子供を育てるか、精神病院に監禁されるかどうかについて。医師の権威主義的判断を仰いで、正しい食べかた、性行動、余暇時間の使いかたが決まる。これをイリッチは生活の医療化と呼んだ。こうした監視と管理はすべて、権力を語る言葉ではなく、

「科学」の言葉で表現される。その表現によって、医学的判断は政治的に中立であり科学的に客観的であると暗示されるが、これは危険である。監視と管理の本性が隠されてしまうからだ。

公衆衛生事業に従事する医師にとって、社会工学は堂々と宣言された目的である。だから、たとえば、プログラムどおりに書かれた「予防医学における行動変容」という題名の論文で、ポマローらはこう言っている。

伝統的な健康教育による方法で教え勧めることは、これからも社会のふるまいを変えるために重要な役割を担い続けるだろう。けれども、客観的で体系的な実験に基づいた別の方法を加える必要がある。行動の科学的解析とその応用、すなわちいわゆる行動変容は、効率よく生活習慣を変えるために必要な理論的および経験的基礎となりうるのではないか。[18]

ここで「客観的」という言葉、また「科学的」という言葉の使いかたに注目してほしい。客観的とか科学的というのは、ポマローらが言うような社会工学が本来持つ政治的な性格をあいまいにするキーワードだ。ポマローらは、行動「変容」のためのさまざまな戦略を議論する。食べ過ぎとか、喫煙とか、アルコール依存症とかに対する戦略を、条件付けの理論に基づいて。「この分野は動物の学習についてのI・P・パブロフとB・F・スキナーによる基礎的な研究を、人間行動の問題に拡張した代表例とも言える」。言い換えれば、パブロフが犬について、スキナーが鳩について発見したことが、市民の「非適応的な健康パターン」に当てはめられ、国家が雇った行動「科学者」がそれを監督することができるという。

スターリンのロシアでは、文筆業は「人間の魂の技師」と呼ばれた。彼らはいわゆる社会主義リアリズムの形式で書いた文章によって、読者がもうひとつの現実を受け入れるよう洗脳していたからだ。西側世界はこうした手法が共産主義によるゾンビ作成装置の露骨な例だとみなし、人間の自由と尊厳に対する冒涜だと考えた。にもかかわらず、今度は西側世界が、人間の体の技師が勧める「行動変容」とやらを取り入れている。「リベラルな」医学の専門家からは少しの抗議もなされることがない。全体主義イデオロギーの典型的な特徴として、人を縛る鎖には、「自由」「平等」「正義」「すべての人に健康を」といった言葉が刻まれているものだ。群衆はそれを見て喝采を上げ、手かせをかけられたがって行列を作る。

医師は国家の手先だという考えは、プラトンの『国家』の中ではじめて詳しく記述された。哲学の王子でもあり権威主義国家の理論家でもあるプラトンは、純潔な人種の血統の維持を医学の専門家に委託した。プラトンによれば、医師の仕事とはこうだ。

君の国民のなかで、身体と魂の両面においてすぐれた素質をもつ者たちの面倒をみるであろうが、そうでない者については、身体の面で不健全な人々は死んで行くにまかせるだろうし、魂の面で邪悪に生まれつき、しかも治癒の見込みがない者たちはこれをみずから死刑に処するだろう[※5]

子孫を残すことについては、「最もすぐれた男たちは最もすぐれた女たちと、できるだけしばしば交わらなければならないし、最も劣った男たちと最も劣った女たちは、その逆でなければならない。また一方から生まれた子供たちは育て、他方の子供たちは育ててはならない[※6]」とのことだ。

健康な国家のイデアは、資本主義時代が進んで、中央集権化された保健組織が現れるまでは実現することがなかった。したがって、たとえばアメリカで国家のための医学に向かう公的な方向性が最初に窺われたのは、一八九三年の『アメリカ医師会雑誌』の社説だった。社説子は変わるべき時が来たと考えていた。臨床医は患者に仕える者という伝統的な役割から、「国家の役人」としての役割に変わるべきだと。

医師による奉仕は個人的なサービスである。理髪師とかネイリストとかホテルのボーイのようなものだ。患者が支払いをするとき、医師はほかの業者と比べても程度の違いしかないように見られがちだ。新しいシステムの中ではこの関係はまったく変わった。我々は国家の役人になった。国家の成員の健康を維持するという重要な義務を帯びている。また生命科学の発達を遂行するよう駆り立てられている。生命科学は、実際のところ、我々の専門性の威厳を高め、人間の知性と博愛の本能によって到達しうる最高の地平にまで届かせるものだ(19)(……)。

100年前に植え付けられた種は、息が詰まるようなツタに育った。国家の健康とか、ヨーロッパの健康、世界の健康の青写真が描かれ、承認され、実行に移されつつある。生活習慣の特徴はコンピュータに入力されて体系的に収集され、分類され、蓄積される。健康な人々が毎年の「健康診断」に呼ばれる。スクリーニングは今や社交上必要なものとなっている。優生学による管理はもう間近に迫っている。プラトンのユートピアが現実となるには2、500年ほどかかったというわけだ。

※5 『国家(上)』藤沢令夫訳(岩波文庫)、239ページ。
※6 同書367ページ。

医学の高貴な責務の曲解の最たるものが、死刑執行に医師が加担するということだ。「文明的な」世界では、最悪の記録を持っているのがアメリカだ。無数のアメリカの医師が、死刑執行役人に手を貸すことが、倫理的であるだけでなく市民としての義務だと考えている。[20] アメリカ医師会は極刑に反対していない。[21] 一九九二年のアムネスティ・インターナショナルの報告によれば、アメリカよりも多くの人を死刑にしている国は3か国しかない。中国とイランと旧ソ連だ。アメリカは、一九八九年の国連総会動議を控えて、死刑が人権の侵害だとする協定に反対票を投じた。[22]

国家による殺人への医師の加担は、さまざまな形態で行われる。精神科医は誰かが「死刑に適格である」ことを証明する。あるいは「治療」によって、囚人が処分するに足る状態を取り戻させる。[23] 監獄の医師は、囚人に「死刑の前の身体検査」を行い、囚人が死刑に「適している」ことを確認し、次いで「患者」に「リラックスさせる」注射を打つ。[24] マージー・バーフィールドが一九八四年にノースカロライナ州ローリーで注射による死刑を執行されたとき（アメリカで女性に死刑が執行されるのは22年ぶりだった）、彼女の臓器を移植に使おうという試みがなされ、失敗に終わった。[25] 致死量の薬剤を「資格ある医師が死亡を宣言するまで」注射することによる死刑は、一九七七年にオクラホマ州とテキサス州ではじめて法制化された。アメリカのほかの州もまもなく似た法制度で追随した。ある部分では、「新しい死刑の方法によって、死刑に賛成する陪審員が多くなるだろう」[26] という期待があった。一部の陪審員には、ガス室や電気椅子はあまりに野蛮だと思われていたからだ。一九九〇年にはイリノイ大学から送られてきた3人の研修医が、薬剤注射による死刑を宣告されたチャールズ・ウォーカーの死刑を手伝った。薬物戦争に夢中になっている国が極刑に薬物を使うというのは皮肉なことだ。ある場合には、医師は死刑執行の過程を観察し、死刑執行部隊に対して、追加の「投薬」または電気ショックが必要かどうかを助言する。[27]

4．全体主義的医療

すべての人に強制された幸福への道は、フランスの哲学者の教養で舗装されている。J・L・タルモンは、全体主義民主政の起源をジャン・ジャック・ルソー（「周囲との調和をえられず自我中心的であった人びと（……）のうちで最も代表的な一人」※7）とその思想の追随者に求めた。その中にはロベスピエール、サン＝ジュスト、バブーフが挙げられた。(28) 宗教が語るユートピアは忘れられ、理性と科学に基づいた世俗的な信仰が取って代わった。新しい自然秩序では、幸福は誰もが享受できるものになるだろう。たとえ誰かが「公共幸福の軛《くびき》をすなおに背負う」※8 ことを学ばなければならないとしても。

病気と悪徳という足かせは投げ捨てられ、医師に残る唯一の仕事は、人々が病気に陥らないようにすることだろう。社会が自然秩序に従って再建されるにしたがって、病気は消えてなくなるだろう。ミシェル・フーコーは、『臨床医学の誕生』で、フランスの革命を夢見た人の言葉を引いている。その夢の中では、休みなく監視の行き届いた環境によって市民は単純な食事法を正しく学び、スパルタ式の義務の感覚を注入され、高齢で自然死を迎えるまで健康で幸福なまま過ごす。ところが、究極の自由のためには最初の段階として独裁が必要だった。政府に最初の公衆衛生機関ができたのはフランス革命の年、一七八九年

※7　J・L・タルモン『フランス革命と左翼全体主義の源流』市川泰治郎訳（拓殖大学海外事情研究所）、45ページ。
※8　同書49ページ。ルビを加えた。

だった。長官はギヨタン（Guillotin）医師、ギロチン（guillotine）に名を残すその人だった。[29] 啓蒙時代は、宗教が教える妄信を破壊し、人間を迷信から解放した時代だったが、別の面では、人間を縛りつける新しい鎖が鋳造された時代でもあった。啓蒙時代の鎖は、人間を機械とみなし、物質的で決定論的な法則に支配されているとみなす。

19世紀には、公衆衛生についての救世主論の系統は立ち消えていた。代わって現れたのは医学的監視であり、その仕事はたとえば、娼婦の強制的検査などだった。医学的監視の思想はドイツで17世紀から18世紀に発達した。医学的監視は重商主義政策の一端であり、独裁者と独裁国家の権力と富をより強く維持するためのものだった。[30] 18世紀末には、ドイツの医学誌のいくつかは題名に「Gesundheits-Polizei（健康警察）」という言葉を使っていた。19世紀のはじめには、「Staatsarzneikunde（国家の薬）」（「Staatsarzneiwissenschaft（国家の医学）」「Gesundheit des Staates（国家の健康）」という言葉がよく使われた。細胞病理学の創始者であるルドルフ・フィルヒョウは、人体を国家にたとえ、細胞を市民にたとえた。フィルヒョウにとっては、政治とはより大規模な医学だった。「社会生命」の健康は医師によって維持されるべきであり、医師は国家を代表して社会と将来世代の利益のために働くものだった。ポール・ワインドリングは、このような考えがいかにナチスの保健政策の基礎を固めたかを示している。[31]

同じころ、イギリスでも似たものが発達した。ローズベリー卿は、自由党のリーダーとなる前の一九〇〇年に、グラスゴー大学の演説でこのように述べている。

わが国のような帝国には、第一の条件として、帝国の人種が必要である。帝国の人種は、剛健で勤勉であり、勇猛な人種であるべきだ。我々はそのような人種を育成しているだろうか？（……）覚えていてほしい。健康を増進し、病気を食い止め、不健康な市民を健康な市民に変える国であなたが義務を果たすとき、あなたは帝国のために働いている。精神と身体の健康は、世界の競争の中で国民の地位を高めるものだ。現代の世界の状況においては、適者生存が絶対の真実である。(32)

食べ物を刷新したい人たちも同調した。たとえばテニスの全国チャンピオンのユースタス・マイルズは、一九〇二年の『健康への道』という本で、国民食を確立するべきだと唱えた。国民食があれば、国民の生命力と道徳的な強さが増すのだという。健康は義務なのだとマイルズは言う。

私たち自身に対する、私たち自身の国に対する、すべての国民に対する、また子孫に対する、つまり一言で言えば、健康は神に対する私たちの義務だ。(33)

このように社会ダーウィニズムと道徳主義と生活習慣主義を組み合わせたものは、現代の健康主義のイデオロギーと驚くほどよく似ている。現代の政府は熱意新たに「国民食」を処方する。国民は患者になってしまった。健康であることは市民の義務だ。アンリ・ド・モンドヴィルが一三二〇年に『外科学』に書いたことを覚えている人はまだいるだろうか。

なんでもみんなに当てはまると思う者は大馬鹿者だ。なぜなら医学は人類という全体を相手にしているのではなく、具体的なひとりひとりの個人を相手にするものだからだ。(34)

国家事業において「社会衛生」が頂点に達したのは第三帝国でのことだ。「Gesundheit ist Pflicht（健康は義務だ）」が人気のスローガンだった。個人の健康のケアよりも、予防が強調された。医師は国家の代理人だった。健康が正常であり、病気は不健康な生活習慣の結果か遺伝的堕落の徴候かのどちらかだった。健康は美と同一視され、健康礼讃と病人への責任追及は、医学の専門家には心からの支持で迎えられた。ここ10年ほどになってはじめて、ドイツでナチスドイツの公衆衛生政策の思想を客観的に研究することが可能になった。そして、今ではドイツ語で多くの素晴らしい分析が読めるようになっている。

各国で一九三八年から一九三九年にかけて発達した諸現象について、『アメリカ医師会雑誌』に書簡を投じた医師が報告しているが、アメリカではこの報告が批判的な意見を呼び起こすことはなかった。ドイツの医師の主な義務は国民の健康と人種の純血を温存することだった。公共の利益は個人の関心事よりも優先されるのだから、医師は専門家としての守秘義務の戒めに縛られなくなった。タバコとアルコールの乱用は国民の健康にとって最大の脅威だった。ナチス時代以前の自由主義は、タバコとアルコールを理由に非難された。有意義な人生の基準は、男性なら父祖の地のために戦う能力だったし、女性なら健康で純粋な人種を継ぐ子供を産むことだった。[35] ヨーゼフ・ゲッベルスは、コーヒーを飲むことは非愛国的行為だと宣言した。タバコ製造業者は、女性とスポーツ選手と自動車を運転する人に向けた広告を禁止された。[36] 労働者の余暇でさえも、「Freizeitgestaltung（自由時間機構）」というシステムで国家から監視された。バートランド・ラッセルは、一九三〇年代の「スキュラとカリュブディス」[※9]という先見的なエッセイで、「操縦者の誤り」に対する警告を発している。社会は命を持たない機械であって、あらかじめ考えられた用途と機能を目指して操縦できると信じることから生まれる誤りのことだ。

共産主義の医学というものを、フランスの革命論者でバブーフの影響を受けているエティエンヌ・カベー(一七八八―一八五六)が、『イカリア旅行記』の中で描写している。共産主義における医学についてのカベーの考えに対して、ハウシアーが素晴らしい徹底した分析を示している。[37] イカリアという空想上の共産主義国家では、医師は開業する必要がない。なぜなら医師は社会の一員として給与を得ていて、医療サービスは誰もが無料で利用できるからだ。「ドクター」という敬称は廃止されて過去の人工的な階級社会の異物となり、新しい医学教育を卒業した人たちは「国民内科医」または「国民外科医」と呼ばれる。すべての死体は科学の進歩のために解剖されなければならない。健康的な生活習慣が国民の健康の鍵とされている。食べすぎに飲みすぎ、運動不足、性にふけりすぎること、喫煙は許されない(喫煙についてカベーはとりわけ強い感情を持っていた)。医学のゴールは病気にならないようにすることとされる。精神的にも身体的にも質の良い人だけが子供を持つことを許される。こうしたルールはひとつも上からの強制を必要としなかった。なぜならこれは国民の民主的な合意によって支持されているからだ。

共産主義国に住んだことのある人は誰でも、カベーの予言を薄気味悪く感じるだろう。共産主義諸国で数十年にわたって健康づくり活動が行われた結果を慎重に研究し評価することは、健康づくりに似た原理を西側の民主主義諸国に持ち込もうとする人々にとって必要なことだ。たとえば、国家が組織する強制的な子宮頸がんのスクリーニング戦略が共産主義諸国で行われてきたが、それによる利益として確認できたことは何か?

イギリスの著名な医師の代表派遣団が一九六〇年にロシアを訪ねたとき、代表派遣団はソビエトが健康

※9 邦題「前門の虎、後門の狼」、『怠惰への讃歌』堀秀彦+柿村峻訳(平凡社ライブラリー)所収。

づくりに力を注いでいることに感銘を受けた。

ロシア方式は実りをもたらしているようだ。多くの中年男性と女性が疲れた冴えない顔をしているが、若い人たちは健康で幸福で友好的に見える。「病気を未然に防げ」というのが国のモットーだ。国は「健康的な生活習慣を取り入れなさい」と求める。ウォッカの販売を規制し、値段を上げることで健康を助ける国だ。身体運動も大いに強調されている。[38]

代表派遣団の医師たちは世間知らずだった。同じくらい世間知らずだったのが、アメリカから同じように出向いていった、ニクソン大統領が毛沢東の中国を訪ねた際に同行した医師団だった。アメリカの医師団は、鍼《はり》を使った「麻酔」で手術が行われるのを見て驚嘆した。

ファシスト政体と共産主義政体、さらには社会主義政体にも共通する性質は、ルートヴィヒ・フォン・ミーゼスによれば、「市民を導き後見する仕事が国家に」割り当てられていることであり、「それは個人の行動の自由を制限することを企んでいる。それは個人の運命を鋳型で作ろうとし、すべての主導権を政府だけに与えようとする」。フォン・ミーゼスは当を得ている。曰く、社会主義が共産主義とファシズムに比べて違う点はただひとつ、同じ目的に向かうための手段でしかない。[39] この永久の後見状態を、フォン・ミーゼスは国家主義と呼び、イギリスの論者は過保護国家と呼ぶのだが、西側の民主主義諸国にあっては今のところ、薄められた形でしか存在しない。西側には憲法や哲学や道徳や政治といったさまざまな障壁があるからだ。

公衆衛生分野において私的生活を管理しようとする企みを、ジャーナリストたちはときおり「健康ファシズム」と呼ぶ。健康ファシズムという言葉は強すぎる。ただし、危険の感覚を伝えてはいる。より適切に表現するなら「人間の顔をした健康ファシズム」[※10]あるいは「友好的な健康ファシズム」とでも言うべきだろう。健康ファシズムは「友好的」だ。なぜなら健康ファシズムを持ってくる人は父権的に心配してくれているからだ。健康ファシズムにより近いのは、オーウェルの『一九八四年』にある乱暴なものではなくて、むしろハクスリーの『すばらしい新世界』にある楽観的なユートピアだ。ただし、健康ファシズムが「友好的」であることにこそ本当の危険が潜んでいる。独裁的な健康政策に向かっていく傾向に誰も気付かず、誰も逆らわないままになるかもしれないのだ。

西側の「過保護国家」は共産主義でもファシストでもない。しかし過保護国家の公衆衛生についてのイデオロギーは、左翼と右翼の見解を混ぜ合わせたところから生まれている。タルモンが示したように、左翼は、ルソーが信じたように、人間は完全になることができるという前提から出発する。そして、自由勝手な資本主義が生み出した不健康な環境を変えることで、人間は健康で幸福になることができると考える。たとえその過程で、ときにはある程度の強制が必要になるかもしれないとしても。左翼の論者に言わせれば、人々の生活習慣を変えようとすることは、そもそも不健康な生活を強いている社会的商業的圧力を変えることなしには、失敗する運命にあり、被害者非難にしかならないという。たとえば、貧しい人々は病気が多く平均寿命も短いのだが、それは貧しい人々の生活習慣のせいだろうか、それとも貧困の原因であ

※10 プラハの春の背景となった「人間の顔をした社会主義」になぞらえた表現。シュクラバーネクの故国チェコスロバキアに対する相反する感情が重ねられている。なお、この本のフランス語版とスペイン語版は題名の「人間的医学」を「人間の顔をした医学」と訳している。

る政治的状態のせいだろうか？　この種の分析は、社会について考えている点で「善意でなされている」ように見えるので、その背景にある政治的な動機を隠してしまう。貧困を病気と結びつけることで（それ自体は理由のないことではないが）、マルクス主義者たちは、階級のない社会になれば貧しい人々の健康は改善すると約束している。しかし、共産主義諸国の労働者階級が実際に経験してきたことは違っている。それにもかかわらず、左翼は、さまざまな健康政策のマニフェストの中で、より強い権力でもって健康的な活動を勧め不健康な活動をやめさせることを提案する。

反対に、右翼は個人よりも「国民」に関心を持っている。人種の優越を守れるよう、国民の意識を高く保っておくために、人々は自分の健康に責任を持つべきだと考える。この議論は普通、健康経済学の用語で語られる。病人の面倒を見るのは金がかかる。患者は「金を払わされるべき」である。特に今では、多くの病気の「原因」が不健康な生活習慣だと言われているのだから。この手の政治的主張の典型が、イギリス保健省の文書に見て取れる。保健省は、健康とは個人が管理し責任を負うべき問題だとみなしている。市民にとって、こうした文書が左翼から出たものか右翼から出たものかはどうでもいいことだ。たとえば一九九三年二月に公衆衛生医学研究所が出した、身体活動についてのイングランド国民目標のリストもそうだ。もしもその人が自分に割り当てられた運動の量を達成しないことを選ぶなら、左翼だろうと右翼だろうと、市民は多数派の圧政に苦しめられることに変わりない。

人間を自由にするとか健康にするといった目的で規範を示すやりかたは、必ず人を奴隷にしてしまうか、健康というものをその人のものではなくしてしまう。これがイリッチの言う生活の医療化だ。それを踏まえれば、L・W・サリヴァンの次の言葉がより不吉に響く。

アメリカの健康の専門家がリーダーシップを取り、支援者となってはじめて、我々の市民の健康を増進し、我が国民の生存能力を保証するという重要な目標を達成できるだろう。[40]

健康のために正しいということは、政治的正しさのある側面にすぎない。『サンデー・タイムズ』の社説は、健康的正しさを悪意ある不寛容として描写し、「何から何までドイツのナチ党が権力を集めていったころと同じ手口で、とにかくしゃくに障る」と言っている。[41] 同じように、ポール・ジョンソンはこの新しい政治的正しさの中に、アメリカの清教徒的で狂信的な系譜から生まれた「進歩的なファシズムの最も危険な形態」を見た。[42]『エコノミスト』は、一九九〇年の社説で、アメリカを飲み込みつつある優等生の圧政について「喫煙とか是正措置についての正しい考えかたが（……）優等生文化を作っている」と述べている。[43]

優等生文化は這い寄る全体主義の徴候だ。体制に従順な者はいずれこうなる。

ルールに距離を置く者、新しい権力を疑い深く値踏みする者に対して、それが貪欲から、臆病から、愚鈍から、あるいは純真な熱意から（……）どんな理由だとしても、ほとんど間違いなく、強い敵意を持つようになる。[44]

規範や平均や「正常」から少しでも外れた人は、政治的に忠誠心が足りず、無責任で危険とみなされる。「国民の生存能力」を脅かすものは、自由にふるまう個人ではなく、そのような全体主義社会を招くと決まっている強制的同調だ。ファシズムと共産主義は全体主義の歴史的形態であり、西側の民主主義諸国において同じ形態で再び現れることはないだろう。同じ名前で現れることはさらに考えにくい。二〇〇〇年のすばらしい新世界の到来は、医学とか、遺伝学とか、長寿の期待といった名前で予告されている。

5. 妊娠警察

女性の生殖器はいつも男性の物好きな視線にさらされてきた。19世紀の医学文献は女性の性器を調べ、まさぐり、切り込み、切り取り、取り除くことに夢中になっていた。子宮は伝統的に野生動物のようなものと表現されてきた。子宮は女性の体のどこにでも影響することがある。飼い慣らしておかなければ深刻な障害の原因になる。女性の体の主な機能は、彼女に種をつけた男性のために元気な子供を作ることにあり、したがって女性の生殖機能は男性が中心の専門家集団に管理してもらわなければならなかった。我々の「自由な」時代には、女性がいまだに子を産む機械とか胎児の入れ物として扱われているとしたら、驚くべきことと映るかもしれない。その例の多くは、予想がつくとおり、アメリカのものだ。

『クリスチャン・サイエンス・モニター』によれば、「少なくとも50人の女性が妊娠中の行動によって罪に問われた」[45]。母になることを犯罪とすることについて、アーネスト・ドラッカーが議論している。ドラッカーはモンテフィオーレ医療センターの疫学社会医学教授で、モンテフィオーレ医療センターがあるニューヨーク市ブロンクス区は、出産する女性のうち4分の1ほどがコカインなどの不法薬物を使っている地域だ[46]。生まれてくる子供が薬物反応陽性だった場合、半分ほどが母から引き離され、里親に渡される。ドラッカーはこの慣習を紹介するために不運なプエルトリコ出身の女性の例を挙げている。この女性の子供は生まれてから引き離された。母親が病院に戻り、自分の子供を連れて去ったところ、その行動は「誘拐」と呼ばれた。自分の子供を誘拐することが新しい犯罪となったのだ。ドラッカーは、彼女は悪い患者だったかもしれないが、良い母だったと述べている。

法医学教授のジョージ・アナスは、女性が「胎児ネグレクト」の罪に問われた、アメリカではじめての例を分析した。(47) その女性は、医師の指示、横になっていること、性交をしないこと、アンフェタミン※11は使わないことに従わなかった。女性には前置胎盤という妊娠合併症があり、子供は産まれてすぐに死んだ。アナスは問う。

妊娠している女性は実質的に胎児のために生きていなければならないと法律で決めることに意味はあるだろうか？（……）妊娠している女性が健康的な食品だけを食べるのでなければ犯罪、タバコを吸っても犯罪、アルコールを飲んでも犯罪、薬を（合法の薬だろうと、違法の薬だろうと）使っても犯罪、夫と性交をしても犯罪？（……）胎児のためになされることが、妊娠している女性を根本的に軽く扱うことになってしまう。そして、女性を主体のない孵卵器のように、あるいは胎児のための培養装置のように扱うことになる。この視野からは、女性は平等な市民ではない。

女性は平等な市民であったことなどなかった。少なくとも医学の目に対しては。しかし、この事実は平等を語る美辞麗句によってあいまいにされてきた。女性は胎児にとって有害と考えられた職業からは排除

※11　覚醒剤の一種。

されてきた。たとえ妊娠中ではなかったとしても。一九七八年にはアメリカン・シアナマイド社が、子供を産む年齢（規定では16歳から50歳）の女性すべてに対して、ウェスト・バージニア州の工場で働くことを禁止した。例外は女性がすでに不妊手術を受けていることを証明できた場合だけだった。無料の不妊手術が提供され、5人の女性が解雇よりは手術を選んだ。[48]

一九九〇年には、妊娠中の女性に向けた公衆衛生局長の警告が、アメリカのすべてのアルコール飲料に関する法律で示された。そして、レストランのスタッフが目を光らせて、妊娠している女性が形態異常のある子供を産まないよう注意していることにより、妊娠している女性は飲み物の注文を断られるようになった。妊娠警察は妊娠している女性の飲酒習慣をのぞき見ていた。ワイオミング州でひとりの女性が収監された。その女性の息にアルコールが含まれているのを看護スタッフが発見したため、「出生前虐待」に問われたのだった。ネバダ州のある女性は、分娩の前の日にビールを飲んだために親権を失った。[49]

アメリカのいくつかの州では、産科治療は裁判所命令により強制的に行うことができる。『ニューイングランド医学雑誌』はそのような21の事例を報告している。挙げられた女性は決まって未婚で、貧しく、有色人種だった。

帝王切開、入院、子宮内輸血を強制できるという考えがきっかけとなって、いずれは妊娠している女性に裁判所が命令して、出生前スクリーニング、胎児手術、食事制限、就労制限、スポーツ選手の活動制限、性行為制限をさせることが望まれるようになるかもしれない。[50]

こうしたことすべては、一見胎児の幸福を願ってなされるようで、その期間中に女性は意に反して、比喩としても現実としても、手術台に縛り付けられているのだが、結果として出産のケアが改善することはなさそうである。なぜならそのようなケアを最も必要とする人は、むしろトイレの中か垣根の下で子供を産むからだ。ある28歳のアメリカ人女性がいて、末期がんにより死が近く、妊娠26週だった。その女性は子供と一緒に死にたいと願った。その願いは裁判所によって覆され、帝王切開の命令が下った。産科医が手術をした。母子ともに死亡した。[51]

一九八一年に、ミセス・ジェファーソンという人がアメリカのジョージア州にいて、臨月を迎えた。医師が前置胎盤と診断し、帝王切開を命じた。ミセス・ジェファーソンは同意しなかったため法廷に連れ出された。医師は、帝王切開をしなければ子供は90％の確率で死亡し、母は50％の確率で死亡するだろうと主張した。ミセス・ジェファーソンは上訴してジョージア州最高裁判所で勝訴し、まもなく手術治療なしで健康な子供を産んだ。[52]

オーストラリアでは脳性麻痺を持つ若い女性が母親を訴えた。娘は母親が妊娠中に喫煙、飲酒、不注意な運転を行ったと主張した。訴えに対してニューサウスウェールズ最高裁判所は、原告への２８０万豪ドルの支払いを命じた。[53] 意に反して妊娠を続けることを強いられる女性がいる一方で、妊娠を妨げられる女性もいる。一九九二年にはカリフォルニアの判事が、「児童虐待」で有罪とされた女性に対し、長期の避妊器具の皮下インプラントを植え込むか、さもなければ監獄に入るよう命じた。避妊技術を懲罰として使うことは、アメリカの裁判では増える傾向にある。[54]

アメリカの公衆衛生の流行がイギリスにも取り込まれるには、たいてい15年か20年ほどかかる。『ランセット』に書簡を寄せた法曹出身のダイアナ・ブラハムズによれば、イギリスの法律では、必ず母の利益と希望が優先される。[55] ところが一九九二年十月のロンドン高等裁判所は、宗教上の理由で手術を拒否していた30歳の女性に対して、緊急帝王切開を命じた。「救命のための」手術の結果、子供は死んだ。[56] 一九九二年にはドイツのエアランゲンで、18歳の女性が自動車事故により脳死状態となったが、その女性は妊娠4か月であったために、分娩が可能になるまで脳死状態のまま生命維持装置につながれると決められた。胎児は死産となった。[57]

警察の権力は女性に婦人科診察を強制することさえある。もしその女性が、海外で違法に中絶したと疑われた場合には。一九九一年にマックス・プランク研究所が行った、フライブルクの外国国際法についての研究によれば、そのような女性の例は年間10人ほどあり、特にオランダからドイツに帰る女性に多いという。[58]

6. 生活習慣の監視事業

検査と診断は医師の専門技術の中心だ。検査（examination）の語源のexamenは、「天秤の針」を意味する。転じて平均から外れているものを調べ上げることを指すようになった。ミシェル・フーコーは、『監獄の誕生――監視と処罰』[59]の中で、観察と矯正の技術を組み合わせた「監視」を管理のために欠かせない手段ととらえた。権威による管理のもとに置かれた人は、分類と測定と検索の対象となり、「正常」か「異常」または「逸脱」かに分けられる。早くも一九六三年にアーヴィング・ゴフマンがそのことを記している。

たとえばアメリカにはある意味でたった一つの〈型の〉完全に無疵の男性しかいない。すなわち若くて、既婚の、白人で、都会に住み、北部出身で、大学教育を受けた、性的に正常で、プロテスタントの、子供がいて、ちゃんとした職につき、きれいな肌をし、中肉中背、何かスポーツで最近に一ついい記録を出している男がそれである。(60)※12

ネルキンとタンクレディは、アメリカで生物学的検査が個人の選択を世間の価値観に合うように方向づけ整えるために使われていることを調査した。(61) 一般市民を対象にした情報収集に、最近は健康な人の医学的なスクリーニングも加えられた。アメリカの上院の「書類の独裁」についての小委員会に招かれた人の証言によれば、平均的なアメリカの市民はすでに、政府または民間機関のコンピュータに10から20の情報の束を預けているという。これは一九七〇年のことだ。現在までに事態はもっと悪くなっていそうだ。正常として受け入れられている人たちを指して、H・L・メンケンは「見分けがつかない、ほとんど個性を持ってもいない、ゼロで、人種の入れ物である空のカートリッジの果てしない群れ。優等生の成れの果て」と描写している。

健康診断の目的は、病気を防いで命を延ばすというものであって、一見善意から出ている。だからこそ特に危険なのだ。健康診断のより不吉な側面が気づかれないままになるのだから。大勢の健康な人を対象に健康診断をすることで悪い結果のリスクを減らせたという証拠はない。代わりに、異常な(「陽性の」)

※12 『スティグマの社会学』石黒毅訳(せりか書房)、216ページ。

検査結果が差別に結びつくという証拠はふんだんにある。たとえば、雇用、医学的ケア、医療保険。あるいは社会的評価を下げることにつながることもある。デボラ・ストーンが明敏に記したように、健康診断の多くは病気を早い段階で発見するのではなく、「危険因子」があることを発見する。危険因子とは行動だったり生化学的成分だったりするが、将来なんらかの病気になる確率と関係するもののことだ。

疫学者や臨床医や政策立案者はしばしば、ある個人に何かが起こる確率の推定値を、あたかもその人にとって重要な事実であるかのように扱う。[62]

「危険因子」が「ある」と指摘された人の大部分は、その結果として予期されたことも起こらないかもしれないのだが、一度見つかった危険因子は、あたかも個人を構成する一部分のように、何か実在するものとして具象化される。

リスクについて、統計的あるいは保険数理的にとらえるこのような新しい考えかたは、一九七〇年代になってようやく健康づくりの修辞学に取り込まれた。一九七五年にL・ホワイトは「生活習慣が主要な健康上の脅威となった」[63]と警告している。一九七九年には、健康づくりと病気予防についての公衆衛生局長報告が出ている。その題名は「健康な人々」とあり、内容は「アメリカの死亡の半分もが（……）不健康な行動や生活習慣」のせいだとしている。[64]生活習慣という危険を数量で測ることから、危険因子という考えが現れた。危険因子の発明は、標準に近づくことを目指す新清教徒の傾向と一致している。危険因子を大規模集団の中で探すことは、その集団を、正常で責任を持った人たちと、社会不適合で無責任な人たちに分ける。そして異常とされた人たちは国家の資源を吸い取り「国民の生存能力」を揺るがすと言われることになる。専門的に言えば、危険因子は病気の原因とは関係ない。危険因子という概念が持ち込まれたことは、実際にはわかっていない原因のしくみを「説明する」ための統計的なトリックの一例だ。たとえば、同性愛者であることはエイズの危険因子だ。しかし明らかに、エイズの原因は同性愛ではない。すべての同性愛者が絶滅したとしてもエイズはなくならない。自動車の運転免許を持っていることは自動車事故の危険因子だ。泳げる能力は溺れる危険因子だ。日本人であることはハラキリで死ぬ危険因子だった。

一般的には、危険因子の研究のうえ危険因子を個人に見つけたとしても、原因のしくみが理解しやすくなることはない。危険因子を見ることで、原因についての適切な理解への道は晴れ上がるどころか、時には曇ってしまうこともある。ハーゲン・クーンの指摘によれば、危険因子の疫学に基づいた病気の予防という理論は、温度計を氷バケツに入れれば室温が下がるかもしれないという種類の論理に支配されている。[65]

危険因子の検索から集まった情報は、調べられた本人にとってはほとんど利益になることがない。代わりに、調べる人にとっては利点がある。共産主義諸国では、定期的な健康診断がしばしば義務とされ、今ではその慣習が西側の民主主義諸国にも広がってきている。たとえば、メリーランド州知事のＷ・Ｄ・シェーファーは、すべての福祉受益者が定期的に検査を受けなければならないようにすることを提案した。その人が金銭的支援に適格かどうかを確かめるためだという。[66] 保険会社による仕事場での検査の乱用については後述する。

スクリーニングというコインの裏側には被害者非難が隠れている。誰かが心臓発作を起こし、その人が以前のスクリーニングでコレステロール値が「高い」と言われていれば、そして言われたとおりに食事を変えていなければ、病気か死は「自業自得」と解釈されるかもしれない。オーストラリアの外科医のA・R・ムーアは、この問題を『医学倫理学ジャーナル』で議論し、結論として「現代の病気の多くは自業自得」であるから、患者は「過失計算」に基づいて罰を受けるべきだと述べた。ドクター・ムーアには、治療拒否は概して許されないが、「経済的懲罰」によって助言に従わせることができると思えた。[67] ムーアの提案にはスウィフト流の皮肉はおよそ見当たらない。

アレグランテとスローンは、現代の被害者非難に心理学的解釈を施している。

我々は世界を正義ある場所だと受け止める傾向にある。人には相応のものが与えられ、人は与えられるものに相応であるはずだと考えてしまう。この感覚は明るい出来事から利益を得る人についてだけでなく、不運の犠牲になった人にも当てはめられる（……）こうして、少なくとも心理的には、我々は同じ病気になる可能性から守られる。[68]

ライヒターが観察したように、現代のエイズについての政策論争は、このような被害者非難の世界観にうまく収まる。[69]

しかし、汚名を着せられた人の治療を拒否することは、現在では医学の専門家によって広く支持されている。たとえば、メルボルンのある病院では、医学諮問機関がＨＩＶ陽性患者を追い返すことを推奨した。[70] 一九九三年には、アイルランド病院専門医協会の全国評議会が、専門医にはエイズ患者または「エイズの無視できないリスク」を持つ人の治療を断る権利を与えるべきだと決めた。無視できないリスクを持つ人としては、薬物乱用者、同性愛者、「世界のある地域に住んでいた時期に、異性愛または同性愛の関係を持ったことのある人」がいる。(71) アイルランドの家庭医の調査によると、中高齢の（40歳を超えた）家庭医のうち22％がＨＩＶ陽性患者の治療を断ることは合理的だと考え、38％は同意がなくてもＨＩＶの検査をするだろうと答えた。(72) 似た差別は喫煙者にも向けられている。早い時期の例は、Ｈ・Ｌ・メンケンの『アメリカン・マーキュリー』に見て取れる。

モルモン教の法王からの医学ニュース。『ソルトレイク・テレグラム』の報道より。グラント大統領は、妊娠した女性がもし喫煙者とわかっている場合、第一級の医師は診察を断ることが珍しくなく、その理由は死亡率が大きすぎて医師の評判を落とすリスクが許容できないからだ、という考えを述べた。(73)

サミュエル・バトラーは１００年以上前に、『エレホン』の中で被害者非難を風刺している。エレホンの世界では、病気は犯罪であると同時に非道徳でもあると考えられている。病気の罪と罰には段階があり、病気の重さによって変わる。65歳で目が見えなくなるか耳が聞こえなくなれば略式の罰金を課せられるのだが、より若い人が重い病気になると、厳格な収監の宣告を受けることになる。慢性の病気がある人、たとえば慢性気管支炎がある人は、常習犯とみなされ、「気管支炎の悪化」※13を罪に問われる。対して、自分の家に火事をおこした人や小切手を偽造した人は、病院に送られ、公費によって治療される。

※13 『エレホン：倒錯したユートピア』石原文雄訳（音羽書房）、１０９ページ。

現代にも何か似たことが起こっている。「不健康な生活習慣」のせいで病気になった人は罰を受ける。当分は何も病気などしそうにないうちに。対して犯罪者は「犯罪者の」遺伝子を持っていないか、精神科病院でできる治療がないかを調べ上げられる。小児性愛者に病気のレッテルが貼られ、彼らの犠牲になった子供たちよりも多くの医学的関心を向けられることは珍しくない。

バチカンでさえも、でっち上げで難癖をつける流行に追いついてきている。ロイター通信がバチカン市国から報告したところによると、「バチカンは昨日、寛大な社会は児童の性的虐待に対する非難をローマ・カトリックの司祭と共有しなければならないと言った」(74)。ミサの侍者に対して男色行為を働くことは、そんな現代的な虐待だったろうか？　そんな世間知らずな考えを持つ人は、中世の刑務所を仔細に調べてみれば、誤りに気付けるだろう。

デイヴィッド・ヒュームは、「いかなる種類の自由も、それが一挙に失われるということはめったにないことである」※14と書いている。国家権力が「健康」の名のもとに人々の自由を侵略するとき、多くの人にはその脅威が見えもしない。なぜなら普通の言葉遣いでは「健康」は奴隷化と結びつかないからだ。このことが健康を介する権力の戦略をいっそう効果的にする。自由とは失われるか勝ち取られるかのどちらかしかないものであって、銀の皿に盛り付けて提供されるようなことはない。権力のゲームのルールは個人に対して権威がはるかに有利になるようにできているのだから、自由に対する新たな脅威（しばしば自由を増すものと偽って説明されるもの）に対しては、つねに警戒していなければならない。

神権国家においては神が最高の権威であり、絶対の権力を有していて、その権力は司祭が代理人として身にまとっていた。不服従の行い（「罪」）はすべて記録され罰を与えられた。司祭の監視を逃れたものごとは、天上の警察によって「生命の書」に記録された。少なくとも、信者はそのように教えられた。

神がみずから本をたずさえて現れる。その本には、死者のすべての行為と欲望、いやそれどころか、その死者が発したあらゆる言葉と思考とが書きとめられているのだ。かつて一度もペンにふれたり本を持ったことがなくても、また言葉を書き取らせたり証書に印を押したことがなくても、信者が教会の扉から中に入る時にはいつでも、彼は、あの不吉な日に裁きを受けるために、自分の最も秘密にしている考えすら省くことなく、自分の生涯に関するテクストを書くのだということを思い出させられる。(75)※15

医療主権国家（という言葉でサースが呼んだもの）において、権力は身体の司祭と精神の司祭に与えられる。「健康」は至上の徳であり、いかなる犠牲を払ってでも維持されなければならない。すべての人が、それと自覚することなく、自分自身についての書類の束を書き続けているのであり、規範から外れるたびに定期的なスクリーニングによって記録される。生活習慣について、危険因子について、遺伝的背景について、注意が加えられる。医師が、雇用者が、保険会社が、警察が、相互にリンクしたコンピュータの中に必要な情報をすべて蓄えていて（あるいは近い将来そうなる見込みであり）、その情報にしたがって人は裁かれる。職を求めるとき、医療を求めるとき、医療保険に加入するとき、海外旅行をしようとすると

※14 『ヒューム道徳・政治・文学論集［完訳版］』田中敏弘訳（名古屋大学出版会）、10ページ。
※15 I・イリイチ＋B・サンダース『ABC』丸山真人訳（岩波モダンクラシックス）、56ページ。

き、子供を作りたいと思ったとき。健康主義を国家宗教とするところに、医療主権国家の青写真が存在する。その青写真は段階を踏んで実現されつつある。この本は警告のためにある。手遅れでなければよいのだが。

7．スタハノフ的労働者

アレクセイ・スタハノフはソビエトの伝説だ。スタハノフは炭鉱労働者で、1回の勤務のうちに102トンの石炭を掘り、あらゆる常識を覆した。これは一九三五年の出来事だ。スターリンの恐怖政治が暴政の限りを尽くしていたころだった。スタハノフは国民的英雄ともてはやされ、すべてのソビエトの労働者の栄えある見本と讃えられた。スタハノフは酒を飲まなかったし、タバコも吸わなかった。

アメリカのビューロー・オブ・ナショナル・アフェアーズ社が出版した『労働者の医学的スクリーニング』という本に、ある産業医の言葉が引用されている。その産業医は学会の委員会に対する証言として、企業の医師の義務は「産業に対して、我々が見つけてこられるかぎり完璧に近い身体の標本を提供すること」だと言っている。[76] 完璧なスタハノフ的労働者を探し求めることは、今や共産主義諸国では廃止されているが、西側の民主主義諸国の雇用者が取り入れつつある。精神医学的検査と生物学的検査はどちらも求職者を試すのに使われる。一九八八年までに、嘘発見器は200万回ほど求職者に使われた。しかしのちに労働省の規制により、嘘発見器の慣習は制限された。[77] 今でもアメリカの求職者に対して行われる人格テストは、精神科医のR・L・ローマンの説明によれば、ボーイスカウトの善行リストに驚くほど似ている。毎年500万人ほどのアメリカ人が「正直テスト」を受ける。合格しなかった人は門前払いを食う。[78]

多くの企業が、迅速検査を使って尿検体に薬物が入っていないかをチェックしている。尿の中にニコチンの代謝物があれば、その人が仕事中には喫煙していなかったとしても、昇進や終身雇用は不可能になることがある。[79] 一九八七年には、アメリカで500万人を超える求職者または被雇用者が、薬物検査のために尿検体を提出するよう依頼された。デュポン社の医務局長は一九八七年に、薬物検査は「おそらく遺伝子検査に対する心理的障壁を取り払った」[80]と述べている。

イギリスでは雇用者がアメリカの例に倣いはじめている。だからたとえば、ブリティッシュ・レール社の告知によれば、一九九三年十月以降9万人の労働者が吐く息のアルコールの検査を受けるよう命じられる可能性がある。たとえ安全性が問題にならない業務に就いていたとしても。検査値が30㎎から80㎎だった場合(運転のための制限は80㎎だが)、教育措置が取られる。[81]

より小さい規模では、官僚がその権力を自由に発揮することが、喫煙者の弾圧においては認められている。ダブリンのベルフィールド大学のキャンパスでは、一九九一年十月二十八日に7つの学位を持つ大学安全管理部長が発行したメモによって、各学部長が右往左往した。そのメモには、25人が大学構内で喫煙しているところを見つかり、「氏名と住所を聴取された。幸運にもここでは、違反者には注意喚起がされた」という情報が書かれていた。そのメモには一通の手紙のコピーが添えられていた。その手紙とは、違反者に送られたもので、書いたのは環境健康局の官僚であり、中身は「私はこの場では貴殿のルール違反を問わないことにした(……)しかし念を押しておくが、私は将来ベルフィールドで一連の迅速チェックを行うつもりであり、喫煙が見つかった者はそれが誰だったとしても、これ以上の警告なく、告訴されるだろう」という警告で終わっている。納税者は、こういうおせっかい屋が大学の廊下をうろつき有罪の証拠を嗅ぎ当てることに、報酬と交通費を支払っているわけだ。イギリスでは賞をもらったパブの67歳の主人が、地域の環境健康局からの最終警告文書を受け取った。その警告とはビールを注ぐときにパイプをふかすのをやめなければならない、さもなくば5、000ポンドの罰金と3か月の収監を課せられるというものだった。[82]バートランド・ラッセルが言ったように、「美徳ある人々が権力を愛しているという事実は、良い行いを愛しているということでもあるため、カムフラージュされてしまう[※16]」。

被雇用者や求職者の遺伝子スクリーニングが、論理的に見て次に来るはずのものであり、「医学的なもの」という、長年にわたってなんの疑問もなく受け入れられてきた言葉の意味を洗練させることにもなる。遺伝子スクリーニングはアメリカではとうの昔に広まっていたので、一九八二年には公式調査の項目にもなっていた。その結果として生まれた、技術評価機構の報告は、数多くの大企業が遺伝子スクリーニングを使おうと計画しているかすでに使っていることを明らかにした。『サイエンス』誌に載った報告によれば、遺伝子スクリーニング推進派は、雇用前のスクリーニングという原理は新しいものではないと指摘したという。[83]鉄道会社はかつて求職者にX線を当てて「背骨に問題がある」人を排除したし、肌が白くそばかすのあるアイルランド人は、皮膚がんになりやすいと信じられていたので、タールとクレオソートの産業に雇われなかった。ただし、毒物学者のザムエル・エプスタインは、雇用前の遺伝子スクリーニングは新しい形態の被害者非難であり、「病気に弱い人を雑草のように取り除く」ものであり、働く場所の毒に満ちた環境を浄化する代わりにとられる策だと説明した。産業における遺伝子スクリーニングを邪魔する大きな障害物は、法律の中にはなかった。たとえば一九三八年のボルティモアで、労働者は梅毒の検査をされた（それもいまひとつ当てにならない検査で）。そして雇用を断られるか、解雇されるかした。[84] アメリカ倫理保健政策協議会の代弁者によれば、遺伝子スクリーニングは薬物使用の検査や感染の検査と似たようなもので、したがって既存の法律によって十分規制されているという。[85] そんなわけで、新しい「遺伝的不可触賤民」の階級が作り出される可能性はもう近くに来ている。

アメリカで行われる遺伝子スクリーニングについての現在の態度について特に当を得た分析が、エレイン・ドレイパーの『リスキー・ビジネス』だ。[86] 遺伝的素因が見つかっている病気のリストは長く、そうした病気は雇用されるためには妨げになるかもしれない。遺伝子検査の開発は成長産業である。今ではがん、心臓病、認知症、精神異常、そのほか何十という病気をそうした検査で「予言」できると、大言壮語がまかり通っている。

保険の分野では、「地域保険料率設定」といって、同じ保険に加入した人全員が同じ保険料を払うことにより、経済的負担を平等に分配する方法が従来あった。現在の主流はしだいに地域保険料率設定から「リスク保険料率設定」のシステムに換わりつつある。リスク保険料率設定ではリスクが高いとみなされた人が多く支払う。保険料率設定の変遷は逆説的な状況を生み出した。最もリスクの高い、したがって最も保険を必要とする人が、保険に入れないと宣告されることになるのだ。伝統的な信用と専門家の守秘義務が崩壊したことにより、保険会社が顧客になるかもしれない人について役に立つ情報を得ることは比較的簡単になった。あるいは代わりに、保険会社は加入を申し込んだ人に対して以前の検査結果の「開示」

※16 *The Recrudescence of Puritanism.*

を求めるかもしれない。顧客をこっそり検査する保険会社さえある。(87) 究極的には、ドイツの遺伝学者のベノ・ミュラー・ヒルが記したように、ある人の遺伝子は雇用や保険の可能性を閉ざすかもしれない。なぜなら市場の力がそれを求めるからだ。「ナチスが上からの計画によって強制したそれと同じことが、下から実現しうる。それは市場の力によって推し進められる、誠実に人を選ぶ過程を通じてなされる」(88)。ヒルは、今や雇用者や保険産業が費用対効果の計算をして一部の人を排除している実態を正当化しても、多くの科学者が倫理にかなうこととして受け入れるのではないかという懸念を表している。現代では多くの国が、移民は入国前に自分がＨＩＶ陽性ではないことを証明しなければならないと主張している。数年前にイングランドで、アジアからの移民が自分は処女だと証明させられているというスキャンダルが露見した。ドイツでは、外国から帰ってきた女性は、外国で中絶をしてきたのではないかと疑われれば尋問された。だから医学的「健康診断」の思想は国境を超えてもなお生きていると言える。

実は、大人数を対象にした医学的スクリーニングがはじめて強制的に行われたのは、移民当局でのことだ。一八九一年にニューヨーク湾のエリス島で、自由の女神像が冷たく見下ろす足元で、下等船客はアメリカ公衆衛生局の役人の後ろを一列で行進させられた。役人は「欠陥のある」外国人を強制送還させるようチョークで印をつけた。エリザベス・ユーが書き記しているように、「梅毒を見つけ出すため」男性は男性器をまさぐられ、淋病を持っていると疑われた女性からは膣をぬぐって標本が取られた。(89) ある検査官の回想によると、診断はどちらかと言えば気まぐれになされていた。

口の周りの深い線はヘルニアを思わせた。まぶたが下がっていればトラコーマか何かを指す。ある種の青白さがあれば心臓を丁寧に診察する必要があり、目がぎらぎら光っていれば結核かもしれない。

一九一九年までに、強制送還の対象は広がり、「異様な政治理論」を公言している人も、のちには無政府主義者と共産主義者と同性愛者とＨＩＶ陽性の人も送還されるようになった。ある移民の言葉によれば、エリス島で並んで立った経験は「地上で最も最後の審判の日に近いもの」だったという。遺伝子検査によって、ある個人が暴力や精神疾患やその他の社会的に受け入れられない属性に近づきやすいかどうかを見分けることが、将来は国境を超える許可を得る前に必要となるだろう。

8. 遺伝子の圧政

正しい人の不運を見てその人に責めるべき点を探すのも、放蕩者の幸運を見て説明をつけようとするのも、人間の本性だ。医学は神学との競争関係の中で、人間の運命の気まぐれについて、見たところ科学的な、したがって信頼できそうな答えを提供する。カルヴァン主義の決定論は神の恵みによる救済を説いたが、代わりにその位置を占めたのが「遺伝子の青写真」という説だ。良い行いを通じて救済を待つという考えに代わって生活習慣主義が現れた。自由意志はあるのか、決定論と遺伝によるのかといった哲学的な議論は時代を超えて続いている。しかしそれに代わって生活習慣主義と遺伝学が現れた。自由意志と決定論のどちらの立場をとるかは二者択一のはずだが、その選択を政治的にごまかすことによって、予防主義者は矛盾した主張を同時にしている。誰もが健康的な生活習慣によって自分の健康と精神の安定を管理するべきだと言う一方で、ほとんどの病気のリスクは遺伝子スクリーニングで探り出せると言うのだ。真実の半分しか見せない物言いのすべてがそうであるように、遺伝による説明も環境による説明も、完全に間違っているとは言えない。ところが、そのふたつをさまざまな割合で混ぜ合わせたとしても、人生の苦しさを「説明」することはできない。我々の恐れと欲望、愛と憎しみ、自己中心主義と自己犠牲に満ちた人生を。

人間の運命は遺伝子に書き込まれているという考えは、遺伝学が科学として受け入れられるよりもはるかに前からある。かつて「遺伝子（gene）」という用語は使われていなかった。なぜなら遺伝子はまだ発見されていなかったからだ。しかし、遺伝子という言葉などなくてもためらうことなく、骨相学者たちは、人の頭の形とこぶを触ってみることでその人の持って生まれた性格を見極めた。19世紀の終わりにかけて、ロンブローゾに始まる犯罪人類学派は、顔の特徴と身体的「スティグマ」[※17]から犯罪に向かう傾向を読み取った。たとえば眼窩の幅が広いとか、頬骨が張っているとか、鼻の穴が膨らんでいる、髪の量が多い、肌が茶色で日に焼けている、目が斜めである、額が引っ込んでいる、耳がピンと立っている、といったことだ。脳の形と溝の入りかたを研究した研究者もいた。一八八二年にはウィーンの国際医学集会でドクター・ベネディクトが、処刑された犯罪者の脳50個を展示し、その脳を使って犯罪者に典型的な特徴を示した。[(90)] パリの犯罪人類学集会では、犯罪者は解剖学的特徴による救われない犠牲者なのだから、脳の病気がさせた行いについては責任を免れるべきであり、罰を受けるよりは道徳を矯正するために病院での治療を提供されるべきだという説への賛否に議論は集中した。同じような議論は、より洗練されてはいるものの、今なお存在している。しかし、一八八九年の『地方医療ジャーナル』に載った書簡は、犯罪人類学を骨相学と同じ疑似科学として退け、『リア王』を引用している。[(91)]

ここまで来れば、人間の馬鹿さ加減も極れりというものだ（……）まるで悪党になるのも必然の理に基づき（……）世の色好みにとっては、こいつは持って来いの言抜けだ、己れの助平も星のせいだというのだから！（第一幕第二場※18）

我々は望遠鏡を手放して顕微鏡を手にし、星から遺伝子に乗り換えたが、どちらにしても同じ心地よいメッセージを受け取れる。人間には責任などなく、遺伝子は運命だと。新神経カルヴァン主義者は言う。「自由意志とは、生化学的かつ遺伝学的運命に対する理由付け、錯覚、付帯現象にすぎない(92)」と。国民という人間家畜を優生学にのっとって品種改良するという考えは、イギリスでは長く続く伝統だ。優生学(eugenics)という用語そのものが、優生学運動の創始者であるフランシス・ゴルトンによるものだ。ゴルトンは最高の知性を備えた博学者だったが、道徳的には、ピーター・メダワーの言葉を借りれば、「精神的ファシスト※19」だった。カール・ピアソンは、ゴルトンの弟子であり生物統計学者であり、専門誌『バイオメトリカ』の創刊者であり『優生学紀要』の編集者だった人だが、工場法について意見を述べた中で、イギリスの優生学者の奇妙な推論を描写している。工場法は19世紀半ばに導入され、児童労働者の身の毛もよだつ労働状況を緩和することを目的としていた。ピアソンは一九〇九年の講義の中で、工場法が望ま

※17 スティグマとは原義「聖痕」から転じて（前述のゴフマンの連想とともに）「汚名」などの意味でも使われる語。ここでは19世紀の用法が「その人の本質を証明するしるし」という意味だった例から、暗に現代の遺伝学も汚名を着せているにすぎないことを指摘している。
※18 『リア王』福田恆存訳（新潮文庫、電子版）。
※19 Taking the measure of man. *Times Literary Supplement*, 1975 Jan 24, p. 83.

しくない結果をともなってきたと考えた。理由はこうだ。

（……）第一に自然選択の強度を下げているし、第二に平均してたくましくない人口集団を生み出すことで、人種を脆弱にすることに直結した。（さらには）金銭的な資産としての子供が置かれた立場は悪いことばかりではない。雇用者はそれ（ぼ）を健康にしておかなければならなかった。なぜならそれは壊れてしまえば金銭的価値がなくなるからだ。[93]

ロンブローゾの犯罪人類学派は、犯罪者の「スティグマ」を霊長類が人類の祖先である証拠として使った。一九九二年に、国立精神衛生研究所長である精神科医のフレデリック・グッドウィンが、都心に住む黒人と獰猛でみだらな猿を比較したうえ、全国的な運動を打ち出して、子供の生化学的・遺伝的「運命」を検査することを提唱した。[94] レウォンティンは淡白に見ている。

我々がかつて面倒な道徳や政治や経済の問題だと想像していたもの（たとえばアルコール依存症とか失業とか家庭内暴力とか社会の暴力とか、薬物依存症とか）は、結局のところ、ときどき起こるヌクレオチドの入れ替わりの問題にすぎなかったことがわかったわけだ。[95]※20

国立精神衛生研究所神経遺伝学支部長室から公表された記事の中では、精神健康主義者の明るい未来が描かれている。リスクのある（すなわち、まだ健康である）人を見つけ、いずれは「遺伝子治療」の対象とするための検査はすぐそこまで来ているという。[96]

アメリカ合衆国議会とブッシュ大統領は、一九九〇年代は「脳の時代」だと宣言した。脳の時代というのは、ビッグ・ブラザーが究極の目的とするところだ。遺伝学者たちの聖杯を探し求める冒険、つまりヒトゲノムのマッピング計画をまねて、ヒト脳計画というものが生まれた。費用は30億米ドルを見込むというその計画はこういうものだ。

生化学に最後に残った広大な未開拓地、すなわち我々がどのように考え、想像し、即興し、学習するか、(そして) どのように病気が認知症、躁病、記憶喪失、幻覚、妄想を引き起こすかについて、構造と機能を明らかにすることを目指す。(97)

生物学的精神医学はその約束を専門用語に包んで言い表すものだから、不意に聞かされると目が回ってしまうかもしれない。そこで思い出してほしいのが、卓越した知性、たとえばオーギュスト・コント、カール・マルクス、ゲーテ、『ランセット』の創刊編集長のトマス・ウェイクリーでさえ、骨相学を科学として受け入れていたことだ。

犯罪や同性愛や薬物乱用や暴力や精神疾患を遺伝子で説明しようという誘惑は二重に働いている。社会的逸脱を管理したい者にとっては、遺伝子を持ち出すことで犯罪者の行動制限や精神外科手術や優生政策を正当化できる。犠牲者自身も遺伝子による説明を好む。遺伝子のせいだったとすれば、犯罪は濡れ衣だ

※20　同書は『遺伝子という神話』川口啓明＋菊地昌子訳(大月書店)として邦訳されているが、引用箇所は底本とされた一九九一年版にはなく、一九九三年版で加筆された章に含まれている。このため独自に訳した。なお括弧内はシュクラバーネクが挿入したもの。

ったことになるからだ。複雑な問題を単純に説明することはいつも、素朴すぎる心の持ち主を惹きつける。この場合には、犯罪と赦免がDNAの二重らせんの中に絡み合っている。

遺伝子で行動があらかじめ決まっているという説が変形したものが、環境主義者の理論だ。環境主義者は、胎児が発達する際に生化学的な何かの異常が起こると仮定する。一九八七年にあるアイルランド人男性が娘のひとりに性的虐待を働いたとの疑いをかけられた。その人は、『アイリッシュ・タイムズ』の説明によると、「6人の父親であり、地域の国立学校管理委員会の大司教候補のひとりであり、ダブリン郊外の地域社会の柱と思われていた」[98]。地域の精神科専門医で「精神的性的問題の専門家」とされる人が、「子供の性的虐待がなぜ起こるかというと、最新の説では、男性の脳がごく幼いころの発達段階に、おそらくは胎児のころに、何らかの機能不全を起こすからだ」という証拠を示している。

このように遺伝によらず、それでいて生まれつきの運命を信じる決定論は、現在ではほかの病気にも拡張されている。『タイムズ』の医療担当記者によれば、「最前線の研究者が昨日、多くの成人病は、たとえば心臓病や統合失調症や糖尿病は胎児の中で始まるという証拠が見つかりつつあると述べた」[99]。その記事はロンドンの精神医学の教授が言ったという言葉を引用している。「何らかの惨事が起こるのです。それはウイルス感染によるのかもしれないし、薬物の影響か、母親の栄養状態によるのかもしれません。その異変により、赤ちゃんの脳の正常な発達が妨げられます」。こうした疑似科学的空想は、「正常化させる」社会においては深刻な結果を招くかもしれない。正常化させる社会では、母親の正しくない食事や薬物使用によって子供の障害が引き起こされたとして、母親が子供から訴えられることもありえるのだから。反対に、幼児性愛は、投獄の宣告を受ける代わりに、遺伝子操作か生化学的操作によって「治療」されるかもしれない。一九八七年に、米国疾病予防健康増進局長は二〇〇〇年までに多くの人が自分の遺伝子プロフィールを記録しているだろうと予言した。[100] 遺伝学者のマージョリー・ショーは、深刻な有害作用を引き起こす遺伝子の拡散を制御するために、「体を不自由にする病原菌やウイルスを制御するのとちょうど同じように」国家の権力を使うべきだと考えた。[101] マンチェスター大学の細胞生物学のトップであるマーク・ファーガスンは、20年から50年のうちに遺伝子の「パスポート」が自動車の運転免許と同じくらいありふれたものになるだろうと予言している。遺伝子の構成はカードに記録できるのかもしれないし、体に植え込んだマイクロチップに記録されるのかもしれない。[102]

こうした言説は壁の落書きのように目立つ場所にある。我々はそれを知らなかったとは言えないし、警告されなかったとも言えない。しかし、悪いのは科学ではない。人間の探究心は決して命令や法律で止められるものではない。手遅れになる前に止めなければいけないのは、政治的な目的のために科学技術を使うことだ。遺伝学は科学だ。しかし遺伝子スクリーニングは科学ではない。

9. ドラッグ戦争

ドラッグ戦争はある一部の人々による他の一部の人々への侵略行為で（……）生け贄を迫害する壮大なドラマを演出することによって、人類が自らの「不純」を「清める」という古くからの情熱の結晶だ。[※12]（サース、一九八八年）

※21 *Humanistic Psychologist* 1988: 16(2); 314-22.

この本は薬物の合法化または非刑罰化の賛否をめぐる複雑な議論を取り上げる場ではない。しかしここでは、ドラッグ戦争による代償、特に自由に対する代償を書き記しておく。ドラッグ戦争の代償は、この本で取り上げた、ほかのものの発展がもたらした代償を思い起こさせる。

王立精神科医学会会長のドクター・トマス・ビューリーは、一九八四年の法医学会で、薬物依存に対する過剰反応について講演した。聴衆の中にいた警察官や判事は、ヘロインのような薬物が適度の使用なら（アルコールのように）使用者に何の害も与えないという事実をにわかに信じなかった。[103]歴史を通じて、新しい薬は、たとえば茶とかコーヒーとかタバコは、同じようなヒステリーをもって迎えられ、害を大げさに言われ、使用者には国定の暴力が課せられた。ほかのどの薬物よりも多くの問題を起こし、多くの害を与え、多くの病気の原因となっている薬物は、ビューリーの議論によれば、アルコールだ。ただし、このように認めたからといって禁酒法を作るだけの十分な理由とは言えない。

人間は中毒になる動物だ。人間の中毒は化学物質に限られていない。『イギリス中毒ジャーナル』に載った論文は、3人の患者に起こったニンジン中毒の様子を伝えている。[104]報告によれば、ある35歳の女性が生のニンジンのひどい中毒に陥った。その人は毎日およそ2ポンドのニンジンを食べていた。もうひとりの女性は毎日大量のニンジンを食べ、剝いた皮を予備として保存していた。第三の患者は男性で、ニンジンを嚙むことで喫煙習慣を打ち破ろうとしていた。まもなくその人は多い日で5束のニンジンを食べるようになり、ニンジンが採れない季節になると、かなりの対価を払うようになった。その人がとらわれた習慣からどうにか脱することができたのは、またタバコを吸い始めたときだった。この3人の患者の離脱症状は非常に強く、ニンジン「乱用者」たちは、社会的になんとも許されそうにない場面でさえ、「クスリ」を使っていた。

いつでもどんな文化でも、人は地域で手に入る植物、低木、菌、動物の体の一部、あるいは金属を使って、気持ちいい、中毒作用を起こす、陶酔するような、刺激的な、幻覚を起こすような、あるいは眠くなるような効果を引き出してきた。だからたとえば、オーストラリアのアボリジニーはデュボイジア・ホプウォーディアイ（Duboisia hopwoodii）という植物の皮を乾かしたものを使って、ピチュリと呼ばれる製品を作っていた。ピチュリには刺激作用があり、より多く使えば催眠作用もある。この植物にはさまざまな強力なアルカロイド、特にニコチンが含まれている。この植物は50万平方キロメートルに及ぶ領域の全体にわたって取り引きされていた。[105] アフリカのカラハリ砂漠に住むブッシュマンのクン人は、地域の植物を使って幻覚体験を呼び起こしていた。[106] 幻覚剤のLSDを発見したアルバート・ホフマンは、ハーバード植物博物館長との共著で、膨大な種類の幻覚成分、刺激成分、催眠成分が植物から見つかり、全世界の原始的社会で使われていることを記している。たとえばナイジェリアのコーラの実、イエメンのカート、ポリネシアのカヴァカヴァ、南アフリカのカンナ、チリのクール、メキシコのキエリ、ブラジルのコリボ、ボツワナのクワシ。よりよく知られ広く使われているアヘンやマリファナやコカインだけではないのだ。[107] LSDは麦角というものをもとに作られた合成薬物なのだが、麦角はエレウシスの秘儀という古代ギリシアの儀式の中でおそらく使われていた。またインドラ神に超自然的な偉業を成し遂げる力を与えた「ソーマ」という飲み物が、リグ・ヴェーダの中で賛美されている（8巻48詩）。スキタイ人は3、000年ほど前に大麻を焼いて吸っていた。

アヘンのような薬物を自由に使っていた時代から禁止する時代への変遷を歴史的に考慮すると、違法薬物に対してますます懲罰的な処置がとられていることは、薬物による害が増えていると示されたからではなく、専売（最初は医学の専門家による、のちには国家による）、道徳主義、人種政策、そして他の問題の身代わり探しが組み合わさった結果だとはっきりわかる。アメリカが旗振り役となっているドラッグ戦争の影響は、薬物が起こしうる害よりもさらに深刻だ。ドラッグ戦争は多方面で社会に影響を与える。

戦争状態ではいかなる手段も正当化される。憲法に基づいた正義は保留され、市民の自由を守ることは放棄され、民主主義の伝統は踏みにじられる。市民は何の罪もなかったとしても監視される。電話は盗聴され、個人の秘密を記した台帳はつねに更新され、密告者は褒賞される。警察は無制限の権力を与えられ、どんな人でも乗り物でも家屋でも捜査できる。アメリカの法学の教授のウィソツキーは、著書『ドラッグ戦争を超えて』の中で、このビッグ・ブラザー主義のありさまを書き記した。[108] 麻薬取締局は１５０万人の記録をコンピュータに入力してあり、その記録には密告者や秘密捜査官から得た情報が含まれている。記録された市民のうち95%は何の犯罪捜査をも受ける立場にないにもかかわらず。それでも公衆から抵抗の声はほとんど聞こえてこない。ウィソツキーによれば「取締りの権力はしだいに増大しているのだが、あまりにゆっくりとした変化なので、訓練されていない目には見えない。市民の権利は、丸飲みされるのではなく、しだいに侵食され容赦なくかじり取られて後退している」。

被雇用者や求職者を対象として、違法薬物の使用を見つけ出すために抜き打ちで行われる尿検査が、一九八〇年代のアメリカで広まった。一九八一年にはレーガン大統領の組織犯罪に対する宣言が、連邦政府との契約企業に対して、彼らの従業員（およそ１００万人）にそのような検査をすることを求めた。これらの計画により薬物検査の会社には大きな利益がもたらされる。当然のこととして検査会社は検査が正確だと言い張るのだが、それは真実からほど遠い。『インディペンデント』の科学担当記者が、芥子粒のついたベーグルを2個食べたあとに尿を薬物検査に提出したところ、アヘンの陽性反応が出た。[109] 一九八九年に『産業医学ジャーナル』に広告を出した薬物検査会社は、政府から相談を受けている薬物乱用の専門家の発言を引いて、「どんな仕事場でも、どんな日にも、20歳から40歳のあいだで14%から25%ほどが違法薬物使用の検査で陽性になる」のだと言っている。一九九〇年の検査ビジネスは年間8億ドルの価値があった。スウェーデンでは30の大企業が薬物の尿検査を導入し、対価として検体あたり200ドルを支払った。[110] 一九九一年までに、アメリカの比較的大きな会社のうち半数以上がそのような検査を求職者に対して実施していた。エキファクス社による世論調査では、そうした処置をアメリカ人の83%が支持した。[111] 奴隷が主人をあがめるようになれば、主人は反乱を恐れる必要がなくなる。イギリスのある銀行ほかいくつかの会社が、より新しい形式の薬物検査を導入した。その検査は、髪の毛を分析することで、採用面接の数週間から数か月前までの薬物使用を検出できると信じられているものだ。[112] 一九九〇年には労働党の国会議員のレイ・パウエルが、超党派の支持を受けて、学校の生徒に抜き打ちで尿の薬物検査をする議員提出法案を提出した。[113]

USシャー・テスト社はドアノブやベッドサイドテーブルに付着した微量の薬物を検出できるというスプレーを販売している。両親が使うのも、子供が使うのも、婚約者が使うのも、友達が使うのもよし。キース・ボツフォードの観察のとおり、「互いにスプレーを吹く家族は間違いなく一緒にいられなくなるだろう」。[114] ロサンゼルスでは「DARE（Drug Abuse Resistance Education 薬物乱用対抗教育）」と自称するグループが、子供に両親を見張るよう勧めている。親がわが子の告発により法廷に連れ出されたこともある。

一九七〇年代後半には、新しい形態の薬物密輸入が現れた。小さいビニール袋かコンドームに詰めた薬物を飲み込むか、膣か直腸に隠すというものだ（『BMJ』で報告されたところでは、ある不運な運び屋は耳に密輸品を詰めているのを見つかったという）。[115]ときおり摘発される何トンもの薬物を思えば、このようにして密輸入できる量は比較的少ない。しかも運び屋は（「らば」「詰め子」「飲み子」と呼ばれていて）もし薬物が漏れれば致命的な中毒を起こすリスクを冒すことになる。普通、こうした密輸入者は貧しい人々であり、生計を立てるべく死に物狂いで、しばしば小さい子供のいる女性である。[116]運び屋たちはわずかな稼ぎのために生命の危険を冒し、もし捕まれば長年の投獄を宣告される。対して、運び屋をチェスのポーンのように使い捨てる人々は、巨大な利益を得て生き延びる。こうした「体に詰める人」の逮捕劇は空港で上演される。空港では医師が国家の代理人としてふるまい、「簡単な身体検査（つまり、直腸と膣の診察）」と直腸鏡検査と直腸洗浄と腹部X線撮影と便検査を行う。[117]ロンドンのヒースロー空港では、こういう専門家たちが面白おかしく「ゴールドフィンガーズ」と呼ばれている。

一九九〇年三月に国立市民自由委員会が『スペクテイター』に開示したリーフレットによれば、「税関職員は無作為に選んだ人の身体検査を標準的に行っている。12か月のうちに職員は２２、２１４人の身体検査をした」。このことは世界人権宣言の第5条に違反している。世界人権宣言には「何人も、拷問又は残虐な、非人道的な若しくは屈辱的な取扱若しくは刑罰を受けることはない」[※22]とある。不服を聞いてもらえそうなのは金持ちだけだ。ニューヨークの黒人の裁判官のマーガレット・ジャクソンは、ある法律の会議の招待議員としてロンドンに行った。着陸したとき、ジャクソンは身体検査を受けさせられ、尿検体を提出させられた。起訴はされなかった。[118]一九九一年十月には、18人のガルディー（アイルランドの警察官）が田舎の貴族邸宅で開かれた私的なパーティーを襲撃し、３人の成人女性と14歳から17歳の少女４人

を身体検査した。薬物は見つからず、起訴はされなかった。ブニュエルかゴダールの映画にふさわしい一幕である。(119)

レーガン大統領の薬物アドバイザーであり、アルコール薬物乱用・精神医学研究所の元所長であるドクター・ドナルド・マクドナルドは、違法薬物を使用する人は誰でも逮捕して法廷に突き出すべきだと提唱した。「(大統領は)それを了承した。彼はOKと言った」(120)。

一九八七年の終わりに、ニューヨーク州には40、763人の囚人がいたが、そのうち半分は薬物関連の犯罪により投獄されていた。(121) 毎年100万人を超えるアメリカ人が薬物関連の犯罪で逮捕される。薬物犯罪に対して宣告される平均の刑期は7年で、殺人に対する6年半より長い。(122)

一九八九年のうちに、イランは900人を超える薬物売人を絞首刑に処した。(123) 同じ一九八九年の五月に、エジプトは薬物密輸に対して絞首刑を導入した。(124) 一九九一年には中国の南西で35人の薬物運びをした人が死刑を宣告された。(125) 一九九三年七月にはサウジアラビアのジッダで、靴にヘロインを隠して運んでいるのを見つかったパキスタン人が、公開で斬首刑に処せられた。(126) 一九九〇年十月の国立大麻是正機関カリフォルニア支部の報告によれば、ロサンゼルス警察主任のダリル・ゲイツは、連邦議会上院に対する証言で、一度でも薬物乱用をした者は「連れ出され、射たれるべきである」と宣言した。(127) デラウェア州では、州議会上院の民主党多数派のうち半数近くが、薬物犯罪に対してむち打ちの刑の再導入を共同支持することに同意した。(128) その提案はブッシュ大統領のもとで「ドラッグの皇帝」と呼ばれた薬物取締局長官のウ

※22 外務省による訳。https://www.mofa.go.jp/mofaj/gaiko/udhr/1b_001.html

ィリアム・ベネットが「画期的」と評したものだ。ウィソツキーは、アメリカの政治家たちが薬物商人をソ連の北極強制労働収容所に隔離するか死刑執行するよう求めたことを記している。[129] ほかにも怪しい飛行機は撃ち落とすべきだと提案した者がいたという。

一九八九年にはおよそ120人の警察官がウルヴァーハンプトンのパブを襲撃し、続く乱闘のうちにさらに130人の警察官が補強のため呼び出された。この作戦の正味の結果は、大勢の人が負傷したことに加えて、いくばくかの大麻と精製結晶コカイン、闇市場の相場で140ポンド相当だった。[130] また、南ロンドンで10代の人たちが開いた「アシッドハウス」のパーティーは、150人の地方守備支援部隊（パーティー参加者1人に対して1人）に襲撃された。『インディペンデント』の犯罪担当記者が目撃したところでは、部隊は戦闘服を完全装備して溶断機と油圧式のコンクリート破壊器具と電動研削機と大槌を持っていた。[131] パーティーでは攻撃用兵器は見つからなかった。「エクスタシー」の錠剤と、LSDの粒と、マリファナが押収され、のちに8人が薬物犯罪で起訴された。

アメリカでは、一九八四年の包括的犯罪対策法により、警察が薬物「商人」の私有財産を没収する権力を持っている。2、500万ドルのヨットがアメリカ沿岸警備隊に押収された。理由はマリファナの種10粒と茎2本が船の中に見つかったからだ。ウィソツキーが挙げたもうひとつの例は、[132] カナダで過ごした休暇から帰ってきたミシガン州の夫婦の事件だ。税関の役人は2本の紙巻マリファナを男性のポケットから見つけ、何の容疑も提示することなく、夫婦が旅行に使っていた妻の新しい車を没収した。リチャード・グラントが『インディペンデント日曜版』で報告したところによれば、フロリダ州オーランドのある郡保安官は、州間高速道路95号線で主に黒人かヒスパニックが運転する車を無作為に止め、合計500万ドルの現金を押収した。[133]一九八八年以来、警察はそのような押収で得たものを収入とすることができる。多くの事例において、罪のない人が押収を受けても不思議はなく、被害者は法的防衛を行うことが不可能であるかもしれない。こうしたことすべては、レーガン大統領が一九八二年にドラッグ戦争を宣言したときの言葉を借りれば、「アメリカのやくざ連中の力をぶち壊す」という美名のもとに行われている。

パナマの独裁者のマヌエル・ノリエガ将軍は、有名な薬物商人だったが、アメリカ麻薬取締局と個人的な付き合いもあった。一九八九年十二月に、ノリエガがもはや必要なくなったとき、米軍はノリエガを捕獲するという大義名分でパナマに侵攻した。この作戦で米軍は数百人を殺害し、スラム地区のエル・チョリージョを破壊し、数千人のホームレスをあとに残した。薬物戦争が加熱するにつれて、薬物商人の利益もいや増し、殺すか殺されるかの動機も強くなっていった。コロンビアではドラッグ戦争の一環として、一九八二年から一九八八年のあいだに108人の政治家と157人の裁判官と1、536人の警察官と3、491人の薬物取締職員と3、100人の市民が殺害された。[134]賄賂は警察を、裁判官を、インターポールの上役を、政治家を、ひいては政府全体を堕落させる。政府はまた、ドラッグ戦争を外国に対する政治的および軍事的干渉の口実として使うかもしれない。これはアメリカには特に当てはまることだ。[135]

薬物を禁止する法律は巨大な闇市場を生み出す。推定ではアメリカだけでも年間に1、500億ドル、世界では5、000億ドル規模とされる。[136]薬物は取引価格で石油を追い抜いた。[137]それでもなお、ドラッグ戦争は薬物の供給に対して何の影響も及ぼしていない。薬物の供給はすでに飽和水準に達している。ニューヨーク市の路上で売られているコカイン1kgあたりの値段は、一九八〇年に65万ドルだったが、一九九〇年代には5万ドルに落ち込んだ。[138]人為的に釣り上げられた薬物の闇価格によって、薬物使用者が自分の金のかかる習慣の資金源として密輸や窃盗や強盗や売春やねずみ講を行い、さらに多くの薬物使用者を闇市場の網に絡めとっていくという、新しい形の犯罪が生まれた。薬物使用者の健康は、法制度が押さえつけることによって危険にさらされている。法規制は薬物使用者を犯罪の地下世界に追いやり、薬物使用者はそこで（路上だろうと、獄中だろうと）暴力犯罪や深刻な感染症の犠牲となる危険にさらされ、出どころも純度も不確かな物質で中毒か過量使用に陥り、医学的にも社会的にも助けを得られなくなる。

現実世界と政府官僚が見る「薬物問題」のあいだには深い溝がある。その隔たりを物語るとも言えるのが、『インディペンデント』の記者のインタビューに答えた、ある薬物商の話だ。[139] デニスはロンドンで失業していて、自分の習慣にかかる金を稼ぐために薬物売買を始めた。デニスはコカインとエクスタシーを、自分がよく知っている人にだけ売ることで、週に2、500ポンドから5、000ポンドを稼いでいた。デニスはこう言っている。

もちろん僕は悪いやつだ。でも、僕は人に薬を買ってくれと頼みはしない。向こうから買いに来るんだ。誰かが何かをやめろと言えば言うほど、やってしまうものなんだ。あのバージニアなんとかって女（国家保健相のバージニア・ボトムリー）みたいな人に説教してもらってもだめだね。だって、あいつは魔女だから。7歳児でもわかるよ。最近はみんな賢すぎてそういうクソみたいなことはわかってしまう。7歳児が売って、政治家は何も考えてない。考えてるつもりらしいけどね。団地をちょっとばかし見学して。でも社会科見学とそこに住むのとは違うんだよ。

『エコノミスト』の社説は、「残酷なことだが、禁止することで、本来解決しようとした問題がいっそうひどくなってしまう。だからやめるべきだ。合法化し、管理し、動機を減らすのだ」と唱えている。[140] 今なお続くドラッグ戦争から利益を得るのは、薬物商人であり、薬物取締機関だ。どちらのグループにとっても、起こりうる最悪の事態は停戦だ。広がった薬物使用は病気ではなく、不幸と、疎外と、規範喪失と、自暴自棄から来る症状だ。薬物使用はまた、都市のスラム街の貧困、失業、汚さとも結びついている。多くの若い人々にとって、薬を実験してみることは反抗の表現であり、禁じられた果実に魅せられた心の現れでもある。また裕福な交友関係の中では、薬物使用は普通、快楽主義的楽しみを追求する中では比較的害のない暇つぶしである。

薬物使用は複雑な問題であり、単純な「解決」はない。しかし多くの犯罪学者、裁判官、弁護士、政治家、人道主義者が、薬物使用の合法化または非刑罰化に向けた実利的な手段を求めて議論している。たとえば『ランセット』の社説は「広く流布した政策のみじめな失敗は、今や一般の認めるところとなっているため、非刑罰化に向けた推進力は、明らかに止めようがないものになりつつある」と結論している。[141]

アメリカの公衆衛生学の教授のジョージ・シルバーは、『ランセット』に「現存する法律は健康上の関心よりもむしろ道徳上の関心と関係している」と書いた。[142]『BMJ』は、合法化に反対する議論が明確に表現されたことは一度もないと書いている。「その代わりに我々は、合法化に対する防御的な態度と、蔑みに満ちた空想の世界につまずく。その空想は、快楽主義者や逃避主義者や社会のカスが、薬にどっぷりと浸かって、いかに世の中をひどく荒らすかと考えている」。[143]

ドラッグ戦争の停戦によって期待される利点はまず、犯罪の減少。第二には警察と裁判所の役割を、誰も困らない犯罪から、犠牲者をよりよく守ることに転換させること。第三には詰め込みすぎの監獄にいる人の数を減らすこと。第四には薬物中毒者の健康を改善すること。そして五番めに、薬物使用者の社会復帰の見込みをよくすることだ。

10. 自己決定権

人間が専制政治をひどく嫌うという考えがどこから生まれるのか、私にはわからない。私の見たところ、人間は専制を喜ぶものだ。[※23]（ベルトラン・ド・ジュヴネル）

自己決定権という概念は、一九六九年から一九八三年にかけて、医療倫理学者のあいだで一時の人気を博した。この時期は「自己決定権のつかの間の勝利」と呼ばれる。[144] 以来、ねじが再び固く締められ、自己決定権はあまりに狭く、あまりに消極的な概念だとみなされるようになった。「自己決定権という消極的な観点と対照をなして、より新しい時代の著者はより積極的で活動的な役割を医師が任じるよう促す観点を提示している」。[145] ここで言う活動的な役割とは、「強制と操作」を指し、それによって患者が「将来にはいっそう自主的」であるようにするのだという。

父権的な法制化を唱える論者は、「消極的」自由と「積極的」自由の区別を、ジョン・スチュアート・ミルの自己決定権擁護を無効にするために使っている。ミュア・グレイとチャールズ・フレッチャーは、「ミルの議論の弱点の多くは、『自由』を精密に定義できなかったことに由来する」と言っている。[146] 法制度的手段によってがんを予防することを唱える中で、グレイとフレッチャーは、ミルの自由の概念が「消極的」なものにすぎないと暗示し、対して「積極的な自由は、バーリンの議論によれば、はるかに重要であり、個々人がどれだけの消極的な自由を持つべきかを決める自由だとも言える」と言う。ミルによるとされる「消極的な」自由の例が、大麻を吸う自由、健康税を課せられることなくタバコやアルコールを買う自由といったものだ。このように、自己決定としての自由と強制からの自由ではなく、あたかも自由恋愛と認可としての自由を説いた放蕩者であるかのように、ミルは戯画化されている。「積極的な」自由を強調することは、健康づくりの修辞にある「積極的」健康を思い出させる。アイザイア・バーリンの観点もまた、グレイとフレッチャーはゆがめて要約している。バーリンは「積極的」自由と「消極的」自由をもっと重要な意味で区別した。その区別は、「私は誰に統治されているのか？」また「私はどの程度統治されているのか？」という問いに対する答えである。第一の問いは民主主義の担保についてであり、第二の問いは権力による強制の上限を問題にしている。バーリン自身の言葉を引用しよう。

> 二つの概念はいずれも、本来それを押えるために生み出された、その害悪に自ら転化してゆく傾向があるらしい。ところで、現今では、自由主義的なウルトラ個人主義が優勢であるとはほとんどいえないのに対し、《積極的》自由のレトリックは、少くとも歪曲された形ではるかに目立ち、より広い自由という名の下に、専制政治のかくれみのとして（資本主義社会のなかでも、反資本主義社会のなかでも）その歴史的役割を演じつづけているのである。（……）従って、その兄弟である消極的自由についてよりも、積極的自由が本来のものから逸脱していることを暴露する方が、現在より必要であると思われるのである。[147][※24]

※23　『権力論』。
※24　『自由論』小川晃一＋小池銈＋福田歓一＋生松敬三訳（みすず書房）、70－72ページ。

父権主義者にとってミルが受け入れられないのは、自由の精密な定義が欠けているからではない。ミルが明瞭だから、雄弁だから、また「その名に値する唯一の自由」を守りたいという情熱があるからだ。ミルの言葉の例をふたつ挙げよう。

成人に達した人が自分の人生で自分のために何かをしようとしているとき、そのような行動をとるべきではないと主張する権利は、どの個人も、どの集団ももっていない。(……)他人の助言や警告を無視して本人が間違いをおかすことがあっても、他人が本人のためだと考えることを強制するのを許容した場合の方が、はるかに大きな害悪をもたらす。[※25]

あるいはこうだ。

自由という名に値するのは、他人の幸福を奪おうとしないかぎり、そして、幸福を得ようとする他人の努力を妨害しないかぎり、みずからの幸福をみずからが選んだ方法で追求する自由だけである。人はみな、自分の健康を自分で守る権利をもっており、身体の健康であろうと、知性や魂の健康であろうと、この点に変わりはない。各人が自分の好む生き方を選べるようにする方が、幸福な生き方についての他人の判断を各人に押しつけるよりも、人類は大きな利益を得られるのである。(148)[※26]

ミルの自己決定の概念は不服従、不遵守、反抗の結果を導く。独立した精神に対する強制の試みは失敗する。なぜなら彼らは「かならず抑圧に反抗する」[※27]からだ。ミルのエッセイ『自由論』を共産主義者が禁止したのは十分な理由があってのことだった。私が学生のころ、共産主義の災厄の中で、こっそりタイプで写した原稿をどれほど熱心に読んだことだろう！

ミルは「個性」を幸福の要素のひとつに数えている。個性という言葉でミルが意味しているのは、人間は自分の意見に従って自由に行動できるべきだということだ。

各人が自分でリスクを負担するかぎり、他人から物理的、精神的な妨害を受けることなく、自分の生活のなかで自分の意見を実行していく自由をもつべきだといえるかどうかを検討する。いうまでもなく、「自分でリスクを負担するかぎり」という条件は外すわけにはいかない。（……）ある程度の常識をもち、経験を積んでいる人であれば、自分自身の方法で生活を組み立てていくのが最善である。その方法自体が最善だからではなく、それが本人の方法だからである。※28

ミルの「個性」は独立としての自由と同義であって、「自己決定」という用語の下位に包含される。個人の自己決定権は尊ぶべき概念であり、マイケル・オークショットによれば12世紀にまでさかのぼる。自己決定権という考えは詩や物語や歌に反映されている。

※25 『自由論』山岡洋一訳（光文社古典新訳文庫）、171–172ページ。
※26 同書34ページ。
※27 同書185ページ。
※28 同書。中略の前が126ページ、あとは151ページ。

それはボッカッチョの登場人物の中に生きている（……）ヴィヨンの詩の中に哀歌調に表現されて、「ニュルンベルクのマイスタージンガー」の中ではチュートン人の深刻さをもって、チェッリーニの作品では派手に、トマス・ア・ケンピスと十字架のヨハネの献身の中では深長に（……）それはモンテーニュの『エセー』の中で最上級の表現を得た。[149]

現代の社会工学論者と健康づくりによる功利主義者は、この「近代ヨーロッパに住む者の道徳的信念の中で最も強い要素」[150]を、「消極的」自由にすぎず、「精密に定義され」てもいなければ、彼らが我々の幸福のためにと法制度を作ってくれる計画にとっては障害だとみなしている。その政治システムを共産主義と呼ぼうと、国家社会主義と呼ぼうと、神権国家と呼ぼうと、あるいは福祉国家と呼んだとしても、共通点は国民を患者とみなし、国民が相談と社会工学と行動変容を必要としていると考える見かたにある。オークショットはそのような国家を「無効なものの連合」だと表現した。療法士たちに支配されるが、療法士たちとその患者の違いは、彼らが持っていると自称する技術の力によっている。そうした療法士の例を挙げれば、健康づくり論者、スクリーニング屋、精神科医、グループ療法士、ソーシャルワーカー、生活習慣カウンセラー、危険因子の研究者がいる。カール・ポパーは『推測と反駁』の中で苦言を呈している。

小型の独裁者は今なおたくさんいる。そして医師の診察を受けている普通の知的な人が、自分の身体のぐあいに知的関心――つまり批判的関心――をうっかり示しでもしたら、こうるさい低能扱いされることを覚悟しなければならない。[151]※29

自己決定権は間違う権利を含意する。後悔する権利、愚かな選択をする権利、愚かしくふるまう権利をも。アメリカの法学の教授のランディ・E・バーネットは、ミルの自己決定権の擁護を言い換え、薬物使用者に当てはめて次のように言った。

もし個人が自分の人格と所有物をどのように使うかを選ぶ権利が完全に尊重されるなら、彼らが自分の権利を賢く運用することはまったく保証されない。酒瓶か薬瓶の中に幸福を見つける道を誤って選ぶ人がいるかもしれない。自分の愚行をほかの人にもさせるよう説得することで人助けをしたいと願う人もいるかもしれない。しかし我々は、自分の消費上の好みを他人に無理強いする権力を誰かに与えるという強い誘惑に屈してはならない。この権力、すなわち薬剤規制法規の「本質」は、ひとたび味わえば「中毒性」があるだけでなく、確実に、人生の中で確実と言えることなどめったにないのだが、ひとつの結果をもたらす。それは計り知れない堕落と人間性の悲劇に間違いなく陥るということだ。(152)

すべての圧制者は「自由」が狙いだと言い張る。ヘーゲルによれば、「われわれは（……）最初に自由の理念を絶対的かつ最終的目的として立てた。（……）ついでわれわれは国家を道徳的全体および自由の実在態と認めた」[※30]。カール・ポパーはこのくだりについて次のように述べている。「自由から出発して全体

※29 『推測と反駁』藤本隆志＋石垣壽郎＋森博訳（法政大学出版局）、682ページ。
※30 ヘーゲル『選集』。訳文はポパー『開かれた社会とその敵　第二部　予言の大潮』小河原誠＋内田詔夫訳（未来社）304ページから引いた。原文の強調を削除し、中略の体裁を本書に合わせた。

主義国家に終るのである」。(153)※31

オーウェルの『一九八四年』では、真理省の表に飾られた合言葉のひとつが「自由とは隷属である」だった。アメリカの精神科医は、健康な人々が将来の強制的な入院を自由意志で約束する契約書にサインすることで、意志に反しても治療を受けることが可能になり、「自己決定権をさらに広げる」ことができると提唱した。この提案の背景にある理論的根拠は、「長期的な自己」という考えと、「将来の自己」は「現在の自己」にとって好ましくないようにふるまうかもしれないという恐怖だ。一九八四年にはその提案を焼き直した「ユリシーズ契約」が倫理学の専門誌『ヘイスティングズ・センター・リポーツ』で議論され、そこではひとりの倫理学者が誤った理由で反発している。

ユリシーズ契約の正当化は個人の自己決定権についての特定の概念の上に成り立つ。これらは差し迫ったゴールかもしれないが、現時点ではそれを正確に達成する手段が欠けている。(154)

論点はこれらのゴールが「正確に」達成できるかどうかではなく、どんな手段を使うとしても、自分自身を奴隷状態に置くような契約が「自己決定権をさらに広げる」かどうかだ。再びミルを引こう。

自分を奴隷として売るとき、その人は自分の自由を放棄することになる。自分を売るという一回の行動の後には、自由を行使できなくなる。(……)自由の原理では、自由を放棄する自由は認められないのである。※32

「自己決定権の欠如」と言うべきところを「自己決定」という用語で呼ぶのは馬鹿げた言葉遊びだ。ユリシーズ契約は、猫が発明した猫とネズミのゲームだ。ユリシーズ契約はユリシーズと何の関係もない。ユリシーズ船長は船員に、自分を帆柱に縛りつけるよう命じた。そうすることでユリシーズはセイレーンの歌を危険なく聞くことができた。この命令は、罰を受けることなく楽しみを得たいという願いを表現している。精神医学的契約は「船員」にリンチの許可を与える。不運にも契約にサインしてしまい、拘束服で身動きが取れなくなった人をリンチにかける楽しみを許すのだ。

※31 『開かれた社会とその敵　第二部　予言の大潮』、304ページ。
※32 『自由論』、227–228ページ。

原註（引用文献）

第1部

1 K R Popper, *The open society and its enemies*, Vol 2, 5th edition, London: Routledge and Kegan Paul, 1966, p. 304.

2 G Rose, 'Strategies of prevention: the individual and the population', in M Marmot and P Elliott (eds), *Coronary heart disease epidemiology*, Oxford: Oxford University Press, 1992, pp. 311-324.

3 J H Knowles, 'The responsibility of the individual', *Daedalus*, 1977 Winter, pp. 57-80.

4 I Illich, *Medical Nemesis: The expropriation of health*, London: Calder and Boyars, 1975.

5 P Rhodes, 'Medical nemesis—three views. Indictment of medical care', *British Medical Journal*, 1974, 4, pp. 576-577.

6 A Paton, '"Medicalization" of health', *British Medical Journal*, 1974, 4, pp. 573-574.

7 H R Rollin, 'Era of instability', *British Medical Journal*, September 17, 1977, pp. 759.

8 D F Horrobin, 'Whither medicine? Nemesis or not? A reply to Ivan Illich', *World Health Forum*, 1980, 1(1-2), pp. 139-141.

9 I Illich, 'BODY HISTORY', *Lancet*, 1986, ii, pp. 1325-1327.

10 J T Winkler, 'The intellectual celebrity syndrome', *Lancet*, 1987, 1, p. 450.

11 I Kennedy, *The unmasking of medicine*, London: George Allen and Unwin, 1981.

12 A Clare, 'The threat to political dissidents in Kennedy's approach to mental illness', *Journal of Medical Ethics*, 1981, 7, pp. 194-196.

13 I Kennedy, 'A response to the critics', *Journal of Medical Ethics*, 1981, 7, p. 202-211.

14 T McKeown, *The role of medicine: dream, mirage or nemesis?*, London: Nuffield Provincial Hospitals Trust, 1976.

15 D H Spodick, 'Revascularization of the heart—numerators in search of denominators', *American Heart Journal*, 1971, 81, pp. 149-157.

16 P Rhodes, *The value of medicine*, London: George Allen and Unwin, 1977.

17 R C Fox and J P Swazey, *Spare parts: organ replacement in American society*, New York: Oxford University Press, 1992.

18 H de Mondeville, quoted by M-C Pouchelle in *Corps et chirurgie à l'apogée du Moyen-Âge*, Paris: Flammarion, 1983.

19 Quoted by R Burton in *The anatomy of melancholy*, London: Dent, 1932.

20 Michel de Montaigne, *Essais*, ii, p. 37.

21 J Addison and R Steele, *Spectator*, 24 March, 1711.

22 R Campbell, *The London Tradesman*, London, 1747, p. 64.

23 Editorial, 'Is there any certainty in medical science?' *Edinburgh Medical and Surgical Journal*, 1805, i, pp. 425-429.

24 Footnote on an editorial, 'St. George's Hospital', *Lancet*, 1825, 5, p. 220.

25 Anon, 'On the cause of medical maladies', *Dublin Medical Press*, 1848, 19, pp. 218-220.

26 J D Jackson, *The black arts in medicine: with anniversary address*, Cincinnati: R Clarke, 1880.

27 Editorial, *Provincial Medical Journal*, 2 September, 1889, p. 547.

28 George Bernard Shaw, 'The socialist criticism of the medical profession', *Transactions of the Medico-Legal Society*, 1909, 6, pp. 202-228.

29 G Dunea, 'Letter from Chicago: Seagulls or exports', *British Medical Journal*, 1986, 292, pp 947-948.

30 M Renaud, 'On the structural constraints to state intervention in health', *International Journal of Health Services*, 1975, 5(4), pp. 559-571.

31 A J Barsky, *Worried sick: Our troubled quest for wellness*, Boston: Little, Brown and Co, 1988.

32 J McKnight, 'Professionalized service and disabling help', in I Illich (ed), Disabling professions, London: Marion Boyars, 1977, pp. 69-91.

33 J V Salinsky, 'Personal view', *British Medical Journal*, 19 March, 1988, 296, p. 859.

34 *Irish Times*, 26 November, 1984.

35 K Whitehorn, 'Sorting out the health battlefield', *Observer*, 3 February, 1991.

36 P Skrabanek, 'The epidemiology of errors', *Lancet*, 1993, 342, p. 1502.

37 W W Holland et al, 'A controlled trial of multiphasic screening in middle-age: results of the south-east London screening study', *International Journal of Epidemiology*, 1977, 6, pp. 357-363.

38 L Thomas, 'Notes of a biology-watcher. The health-care system', *New England Journal of Medicine*, 1975, 293, pp. 1245-1246.

39 L S White, 'How to improve the public's health', *New England Journal of Medicine*, 1975, 293, pp. 773-774.

40 Barsky, 1988, op. cit.

41 *Independent*, 21 October, 1990.

42 R C Fox, 'The medicalization and demedicalization of American society', *Daedalus*, 1977, 106(1), p 9-22.

43 R Carlson, *The end of medicine*, New York: J Wiley, 1975.

44 C Lasch, *The culture of narcissism: American life in an age of diminishing expectations*, New York: Warner Books, 1979.

45 Ibid.

46 J S Mill, *Nature and utility of religion*, Indianapolis: Bobbs-Merrill Co, 1958.

47 W C Phillips, 'The physician and the patient of the future', *JAMA*, 1926, 86, pp. 1259-1265.

48 H Mahler, 'Health for all by the year 2000', *WHO Chronicle*, 1975, 29, pp. 457-461.

49 WHO, *Primary health care: Report of the international conference on primary health care, Alma-Ata, USSR, 6-12 September 1978*, Geneva: WHO, 1978; 'Alma-Ata Conference on Primary Health Care', *WHO Chronicle*, 1978, 32, pp. 409-430.

50 *Irish Times*, 24 April, 1987.

51 R Mulcahy, *Irish Medical Times*, 1986, 7 November, pp. 26-27.

52 'Global health in the '80s and '90s', *Lancet*, 1990, 336, p. 1309.

53 *Guardian*, 1 January, 1992.

54 A McGregor, 'WHO: Director-General's travels', *Lancet*, 1992, 340, p. 1399; Editorial, 'WHO: power and inglory' *Lancet*, 1993, 341, pp. 277-278.

55 R D Tollison and R E Wagner, *Who benefits from WHO? The decline of the World Health Organization*, London: Social Affairs Unit, 1993; N Farrell and J Le Fanu, 'WHO is kidding who?', *Sunday Telegraph*, 26 September, 1993.

56 A Wynen, '"Health for All" and medical ethics', *World Medical Journal*, 1987, 34(2), 19-23.

57 *Ottawa Charter for Health Promotion*, Charter endorsed at the First International Conference for Health Promotion, Ottawa, WHO, 1986.

58 A Bourne, *Health of the future*, Harmondsworth: Penguin Books, 1942.

59 Montaigne, op. cit.

60 W H Carlyon, 'Disease prevention—health promotion: bridging the gap to wellness', in *Health values: achieving high level wellness*, 1984, 8(3), pp. 27-30.

61 I K Zola, 'Healthism and disabling medicalisation', in I Illich, 1977, op. cit, pp. 41-67.

62 M P O'Donnell, 'Definition of health promotion: Part III: Expanding the definition', *American Journal of Health Promotion*, 1989, 3(3), p. 5.

63 *Health Education Journal*, 1984, 44, p. 96.

64 A Crichton, 'Changing public health', *Health Promotion International*, 1990, 5(1), pp. 107-111.

65 *Community Physician*, October, 1989.

66 Editorial, 'Primary health care: Government's worthy words amid the gloom', *Lancet*, 1987, ii, pp. 1307-1308

67 Editorial, 'Optimistic strategy for prevention' *Lancet*, 1988, ii, pp. 723; J R A Mitchell, 'The nation's health. A report for an undefined readership', *BMJ*, 1988, 297, pp. 749-750.

68 A Smith and B Jacobson, 'The nation's health' (letter), *BMJ*, 1988, 297, p. 1046.

69 M H Becker, 'The tyranny of health promotion', *Public Health Review*, 1986, 14, pp. 15-23.

70 G Williams, 'Health promotion—caring concern or slick salesmanship?', *Journal of Medical Ethics*, 1984, 10, pp. 191-195.

71 I Kurtz, 'Health educators—the new puritans', *Journal of Medical Ethics*, 1987, 13, pp. 40-41.

72 'Full flush of health in Japan', *Guardian*, 26 October, 1989.

73 J Horsfall, 'The hijack of reason', *Guardian*, 20 April, 1990.

74 A McHallam, *The new authoritarians: Reflections on the Greens*, London: IEDSS, 1991.

75 P Weindling, *Health, race and German politics between national unification and Nazism, 1870-1945*, Cambridge: Cambridge University Press, 1989.

76 R Proctor, *Racial hygiene: medicine under the Nazis*, Cambridge MA: Harvard University Press, 1988.

77 A Evans-Pritchard, 'Why LA law has become a bad joke', *Sunday Telegraph*, 24 October, 1993.

78 P R Marantz, 'Blaming the victim: the negative consequences of preventive medicine', *American Journal of Public Health*, 1990, 80, pp. 1186-1187.

79 Illich, 1975, op. cit.

80 Montaigne, op. cit, i, 57.

81 M Yourcenar, *Memoirs of Hadrian* (translated by Grace Frick), Harmondsworth: Penguin Books, 1959.

第 2 部

1 A Heidel, *The Gilgamesh epic and Old Testament parallels*, Chicago: University of Chicago Press, 1949.

2 E H Ackerknecht, *A short history of medicine*, Baltimore: Johns Hopkins University Press, 1982.

3 F Kudlien, 'Cynicism and medicine', *Bulletin of the History of Medicine,* 1974, 48, pp. 305-319.

4 M-C Pouchelle, op. cit.

5 C W Bynum, 'The female body and religious practice in the later middle ages', in M Feher (ed), *Fragments for a history of the human body: Part I*, New York: Zone Books, 1989, pp. 160-220.

6 J Le Brun, 'Cancer serpit: Recherches sur la représentation d'une cancer dans les biographies spirituelles féminines du XVIIe siècle', *Sciences Sociales et Santé*, 1984, 2(2), pp. 9-31.

7 The School of Salernum, *Regimen Sanitatis Salerni* (with translation by Sir John Harington, 1607), Salerno: Ente Provinciale per il Turismo, 1953.

8 L Thorndike, *A history of magic and experimental science, Vol 4*, New York: Columbia University Press, 1934.

9 H C Gillies, *Regimen Sanitatis, the rule of health: A Gaelic medical manuscript of the early sixteenth century or perhaps older from the Vade Mecum of the famous Macbeaths,* Glasgow: University Press, 1911.

10 Burton, op. cit., Pt 2, sctn 3.

11 L Cornaro, *How to live for a hundred years and avoid disease*, Oxford: Alden Press, 1935.

12 C Mackenzie, *Sublime tobacco,* London: Chatto and Windus, 1957.

13 'Death of a centenarian pauper', *Lancet*, 12 January, 1867, p. 68.

14 'Death of a centenarian', *Medical Press*, 3 Janaury, 1883, p. 14.

15 'Tobacco as a cause of longevity?', *Provincial Medical Journal*, 1 August, 1894, 1, p. 432.

16 'The day the elixir ran out for world's oldest man', *Irish Times*, 22 February, 1986.

17 S Connor, 'Why the Angel of Death comes in genes', *Independent on Sunday*, 3 March, 1991.

18 'Der älteste Berner 106 Jahre alt', *Neue Zürcher Zeitung*, 1/2 June, 1991.

19 'Oldest person dies aged 115', *Guardian*, 18 March, 1993.

20 'Vanities', *People Weekly* (USA), 24 June, 1991.

21 A Lyall, *The future of taboo in these islands*, London: Kegan Paul, 1936.

22 R Porter, 'The drinking man's disease: the 'pre-history' of alcoholism in Georgian Britain', *British Journal of Addiction*, 1985, 80, pp. 385-396.

23 W Cobbett, *Cobbett's advice to young men* (from the edition of 1829), London: Henry Frowde, 1906.

24 R M Deutsch, *The nuts among the berries: An exposé of America's food fads*, New York: Ballantine Books, 1961.

25 J H Kellogg, *Man, the masterpiece, or plain truths plainly told about boyhood, youth and manhood*, London: Pacific Press, 1890.

26 J Money, *The destroying angel: Sex, fitness and food in the legacy of degeneracy theory, Graham crackers, Kellogg's cornflakes and American health history*, New York: Prometheus Books, 1985.

27 J H Kellogg, *Life, its mysteries and miracles: A manual of health principles*, Battle Creek, MI: Good Health Publishing, 1910.

28 M DuBaskey (ed), *The gist of Mencken: Quotations from America's critic*, Metuchen, NJ: The Scarecrow Press, 1990.

29 N Wald, 'Obituary: Professor Edward H. Kass, MD, PhD', *International Journal of Epidemiology*, 1990, 19, pp. 231-232.

30 *Sunday Times Magazine*, 1 October, 1989.

31 W R Williams, 'Cancer in Egypt and the causation of cancer', *British Medical Journal*, 20 September, 1902, p. 917.

32 W R Williams, *The natural history of cancer, with special reference to its causation and prevention*, London: W Heinemann, 1908.

33 R Doll, *Prevention of cancer: Pointers from epidemiology*, London: The Nuffield Provincial Hospitals Trust, 1967.

34 R Peto, 'Causes of cancer', Nature, 1979, 277, p. 428.

35 E L Wynder and G B Gori, 'Contribution of the environment to cancer incidence: an epidemiological exercise', *Journal of the National Cancer Institute*, 1977, 58, pp. 825-832.

36 *Provincial Medical Journal*, 1 July, 1895, pp. 370-371.

37 Quoted in 'The danger of bicycling for women', *Medical Press*, 14 August, 1895, p. 165.

38 Quoted in *Buffalo Medical Journal*, 1900/1901, 56, p. 925.

39 'Ladies and bicycling', *Medical Press*, 22 July, 1896, p. 92.

40 H Macnaughton-Jones, 'The special dangers to women of cycling', *Medical Press*, 4 November, 1896, pp. 461-462.

41 J W Ballantyne, 'Bicycling and gynaecology', *Medical Press*, 20 July, 1898, pp. 54-56.

42 H Williams, J Brett and A du Vivier, 'Cyclist's melanoma', *Journal of the Royal College of Physicians of London*, 1989, 23, pp. 114-115.

43 'A culpa dos pianos', *Provincial Medical Journal*, 4 November, 1895, p. 608.

44 'Roller-skating for girls', *Dublin Journal of Medical Science*, 1886, 92, p. 436.

45 A Karpf, *Doctoring the media: The reporting of health and medicine*, London: Routledge, 1988.

46 M R Gillick, 'Health promotion, jogging and the pursuit of the moral life', *Journal of Health Politics, Policy and Law*, 1984, 9, pp. 369-387.

47 T J Bassler, 'More on immunity to atherosclerosis in marathon runners', *New England Journal of Medicine*, 1978, 299(4), p. 201.

48 T D Noakes, et al., 'Autopsy-proved coronary atherosclerosis in marathon runners', *New England Journal of Medicine*, 1979, 301(2), pp. 86-89.

49 R Virmani, 'Jogging, marathon running and death', *Primary Cardiology*, Supplement to *Hospital Physician*, 1982, 4, pp. A28-A39; P D Thompson, et al., 'Incidence of death during jogging in Rhode Island from 1975 through 1980', *JAMA*, 1982, 247, pp. 2535-2538.

50 B Marti and J P Vader, 'Joggers grow old', *Lancet*, 1987, i, p. 1207.

51 E Colt, 'Coronary-artery disease in marathon runners', *New England Journal of Medicine*, 1980, 302, p. 57.

52 'Obituary: G. Hampson MB, CHB, MRCGP, DA', *British Medical Journal*, 25 May, 1985, 290, p. 1593.

53 Barsky, 1988, op. cit.

54 J Nicholl, 'Exercise, fitness and health', *BMJ*, 1992, 305, p. 645.

55 *Choices in health care: A report by the Government committee on choices in health care* (The Dunning Report), Rijswijk, The Netherlands: Ministry of Welfare, Health and Cultural Affairs, 1992.

56 H Solomon, *The exercise myth*, London: Angus and Robertson, 1985.

57 T B Graboys, 'The economics of screening joggers', *New England Journal of Medicine*, 1979, 301, p. 1067.

58 A Cooke, *The Americans: Fifty Letters from America on our life and times*, London: Bodley Head, 1979

59 B Appleyard, 'The sad lowliness of the wrong distance runner', *Sunday Times*, 11 April, 1991.

60 V Smith, 'Physical puritanism and sanitary science: material and immaterial beliefs in popular physiology, 1650-1840', in W F Bynum and R Porter (eds), *Medical fringe and medical orthodoxy*, London: Croom Helm, 1987.

61 J C Whorton, *Crusaders for fitness: the history of American health reformers*, Princeton: Princeton University Press, 1982.

62 Ibid.

63 M R Goldstein, 'Daddy likes ice cream too', *American Journal of Medicine*, 1990, 88, p. 666.

64 *Times*, 5 June, 1991.

65 T L Brunton, 'On the use and administration of fat', *Practitioner*, 1878, 20, pp. 167-179.

66 'Eat that fat (at least for now)', *New Scientist*, 14 July, 1966, p. 72.

67 J Stamler et al., 'Primary prevention of atherosclerotic diseases', *Circulation*, 1970, 42, pp A55-A95.

68 K A Oster, 'Observations on food and drugs', *Medical Counterpoint*, 1974, 6(1), pp. 43-44.

69 *Daily Telegraph*, 26 August, 1991.

70 'Prevention of coronary heart disease: Report of a joint working party of the Royal College of Physicians of London and the British Cardiac Society', *Journal of the Royal College of Physicians of London*. 1976, 10, pp. 213-275.

71 A Keys, 'Coronary heart disease in seven countries', *Circulation*, 1970, 41 and 42, supplement 1, pp. 1-137.

72 M O'Connor, 'Europe and nutrition: prospects for public health', *BMJ*, 1991, 304, pp. 178-180.

73 K Biss, K J Ho, B Mikkelson, L Lewis and C B Taylor, 'Some unique biologic characteristics of the Masai of East Africa', *New England Journal of Medicine*, 1971, 284, pp. 694-699.

74 Keys, op. cit.

75 D N Paton, L Findlay, *Poverty, nutrition and growth*, Medical Research Council Special Report No 101, London: HMSO, 1926.

76 B M Hannon and T G Lohman, 'The energy cost of overweight in the United States', *American Journal of Public Health*, 1978, 68, pp. 765-767.

77 E H Ahrens, 'Dietary fats and coronary heart disease: unfinished business', *Lancet*, 1979, ii, pp. 1345-1348.

78 Select Committee on Nutrition and Human Needs, US Senate, *Dietary goals for the United States*, Washington DC: US Government Printing Office, 1977.

79 A E Harper, 'Dietary goals—a skeptical view', *American Journal of Clinical Nutrition*, 1978, 31, pp. 310-321.

80 In Pouchelle, op. cit.

81 S Yanchinski, 'Britain batters its way to heart disease', *New Scientist*, 22 October, 1981, p. 223.

82 F J Stare, *Adventures in nutrition*, Hanover MA: Christopher Publishing House, 1991, p. 122.

83 T J Moore, *Heart failure: A critical inquiry into American medicine and the revolution in heart care*, New York: Random House, 1989.

84 P Samuel, D J McNamara and J Shapiro, 'The role of diet in the etiology and treatment of atherosclerosis', *Annual Reviews in Medicine*, 1983, 34, pp. 179-194.

85 R Reiser, 'A commentary on the rationale of the diet-heart statement of the American Heart Association', *American Journal of Clinical Nutrition*, 1984, 40, pp. 654-658.

86 Office of Medical Applications of Research, 'Lowering blood cholesterol to prevent heart disease', *JAMA*, 1985, 253, pp. 2080-2086.

87 S H Rahimtoola, 'Cholesterol and coronary heart disease: a perspective', *JAMA*, 1985, 253, pp. 2094-2095.

88 P Payne, 'The dietary campaigners: whose side are they on?' *Irish Medical Journal*, 1985, 78, p. 306.

89 J R Kemm, 'The ethics of food policy', *Journal of Public Health*, 1985, 7, pp. 289-294.

90 B Levin, Times, 30 April, 1987.

91 J W Frank, D M Reed, J S Groves and R Benfante, 'Will lowering population levels of serum cholesterol affect total mortality?', *Journal of Clinical Epidemiology*,1992, 45, pp. 333-346.

92 National Advisory Committee on Nutrition Education, *A discussion paper on proposals for nutritional guidelines for health education in Britain*, London: Health Education Council, 1983.

93 Committee on Medical Aspects of Food Policy (COMA), *Diet and cardiovascular disease*, London: HMSO, 1984.

94 K L Blaxter and A J F Webster, 'Animal production and food: real problems and paranoia', *Animal Science*, 1991, 53, pp. 261-269.

95 J I Mann et al, 'Blood lipid concentrations and other cardiovascular risk factors: distribution, prevalence, and detection in Britain', *British Medical Journal*, 1988, 296, pp. 1702-1706.

96 Anon, 'The food we eat', *Lancet*, 1989, i, p. 740.

97 L E Ramsay, W W Yeo and P R Jackson, 'Dietary reduction of serum cholesterol concentration: time to think again', *BMJ*, 1991, 303, pp. 953-957.

98 F J Stare, R E Olson and E M Whelan, *Balanced nutrition: beyond the cholesterol scare*, Holbrook MA: Adams Inc, 1989.

99 F Kern, 'Normal plasma cholesterol in an 88-year-old man who eats 25 eggs a day', *New England Journal of*

Medicine, 1991, 324, pp. 896-899.

100 A D Hargreaves, R L Logan, M Thomson, R A Elton, M F Oliver and R A Riemersma, 'Total cholesterol, low density lipoprotein cholesterol, and high density lipoprotein cholesterol and coronary heart disease in Scotland', *BMJ*, 1991, 303, pp. 678-681.

101 J McCormick and P Skrabanek, 'Coronary heart disease is not preventable by population interventions', Lancet, 1988, ii, pp. 839-841; M F Muldoon, S B Manuck, K A Matthews, 'Lowering cholesterol concentrations and mortality: a quantitative review of primary prevention trials', *BMJ*, 1990, 301, pp. 309-314; M F Oliver, 'Doubts about preventing coronary heart disease' (editorial), *BMJ*, 1992, 304, pp. 393-394.

102 Editorial, 'Dr Koop's diet', *Lancet*, 1989, i, pp. 306-307.

103 *Nutrition and your health: Dietary guidelines for Americans*, Washington DC: US Department of Agriculture and US Department of Health and Human Services, 1990.

104 T Gordon and W B Kannel, 'Drinking and its relation to smoking, BP, blood lipids, and uric acid', *Archives of Internal Medicine*, 1983, 143, pp. 1366-1374.

105 J S Gill, M J Shipley, R H Hornby, S K Gill and D G Beevers, 'A community case-control study of alcohol consumption in stroke', *International Journal of Epidemiology*, 1988, 17, pp. 542-547.

106 M J Stampfer, G A Volditz, W C Willett, F E Splizer and C H Hennekens, 'A prospective study of moderate alcohol consumption and the risk of coronary heart disease and stroke in women', *New England Journal of Medicine*, 1988, 319, pp. 267-273.

107 E B Rimm, E L Giovannucci, W C Willett, G A Colditz, A Ascherio, B Rosner, M J Stampfer, 'Prospective study of alcohol consumption and the risk of coronary disease in men', *Lancet*, 1991, 338, pp. 464-468; R Jackson, R Scragg and R Beaglehole, 'Alcohol consumption and risk of coronary heart disease', *BMJ*, 1991, 303, pp. 211-216.

108 Z Chen, R Peto, R Collins, S MacMahon, J Lu and W Li, 'Serum cholesterol concentration and coronary heart disease in a population with low cholesterol concentration', *BMJ*, 1991, 303, pp. 276-282.

109 H Ueshima, K Tatara and S Asakura, 'Declining mortality from ischaemic heart disease and changes in coronary risk factors in Japan, 1956-1980', *American Journal of Epidemiology*, 1987, 125, pp. 62-72.

110 E Guberan, 'Surprising decline of cardiovascular mortality in Switzerland: 1951-1976', *Journal of Epidemiology and Community Health*, 1979, 33, pp. 114-120.

111 A Nicolosi, S Casati, E Taioli and E Polli, 'Death from cardiovascular disease in Italy, 1972-1981: decline in mortality rates and possible causes', *International Journal of Epidemiology*, 1988, 17, pp. 766-772.

112 R B D'Agostino, W B Kannel, A J Belanger and P A Sytkowski, 'Trends in CHD and risk factors at age 55-64 in the Framingham study', *International Journal of Epidemiology*, 1989, 18, suppl 1, pp. S67-72.

113 L Werkö, 'The enigma of coronary heart disease and its prevention', *Acta Medica Scandinavica*, 1987, 221, pp. 323-333; A S Brett, 'Treating hypercholesterolemia', *New England Journal of Medicine*, 1989, 321, pp. 676-680; M J Oliver, 'Reducing cholesterol does not reduce mortality', *Journal of the American College of Cardiology*. 1988, 12, pp. 814-817; J R A Mitchell, 'What constitutes evidence on the dietary prevention of coronary heart disease? Cosy beliefs or harsh facts?', *International Journal of Cardiology*. 1984, 5, pp. 287-298; W E Stehbens, *The lipid hypothesis of atherogenesis*, Austin, Tx: R G Landes Co, 1993.

114 W R Williams, 1902, op. cit.

115 R Read, '"Better living" spreads heart disease East', *Daily Telegraph*, 31 May, 1991.

116 *Daily Telegraph*, 5 September, 1991.

117 N S Scrimshaw, 'Strengths and weaknesses of the committee approach', *New England Journal of Medicine*, 1976, 294, pp. 198-203.

118 T L V Ulbricht and D A T Southgate, 'Coronary heart disease: seven dietary factors', *Lancet*, 1991, 338, pp 985-992.

119 WHO Study Group, *Diet, Nutrition and the Prevention of Chronic Diseases*, Geneva: WHO, 1991.

120 Ibid., p. 157.

121 Ibid., p. 10.

122 Ibid., p. 119.

123 Ibid., p. 51.

124 Ibid., p. 36.

125 Ibid., p 92.

126 W Willett and F M Sacks, Editorial, 'Chewing the fat: How much and what kind', *New England Journal of Medicine*, 1991, 324, pp. 121-123.

127 P James, *Times*, 18 April, 1991.

128 WHO Study Group, op. cit., p 99.

129 Ibid., p. 114.

130 Ibid., p. 154.

131 Burton, op. cit.

132 Anon, 'The danger and duty of the hour', *Gaillard's Medical Journal*, 1881, 32, pp. 31-32.

133 S L Barron, 'Sexual activity in girls under 16 years of age', *British Journal of Obstetrics and Gynaecology*, 1986, 93, pp. 787-793; P Skrabanek 'Sexual activity in girls under 16 years of age', *British Journal of Obstetrics and Gynaecology*, 1987, 94, pp. 491-492.

134 T M Dolan, 'On the evils of artificial methods of preventing fecundation and on abortion-production in modern times', *Provincial Medical Journal*, 1887, 1 October, pp. 434-438.

135 Cicero, *De Senectute*, xxi, xiii.

136 C E M Joad, *Thrasymachus, or the future of morals*, London: Kegan Paul, 1925.

137 Anon, 'Kissing and its evils', *Provincial Medical Journal*, 1893, 1 June, p. 320.

138 S S Adams, 'The dangers of kissing', *JAMA*, 1886, 6, pp. 568-571.

139 N Nuttall and A McGregor, 'Kissing gets a health warning', *Times*, 28 November, 1991.

140 Anon, 'Jailed for a kiss', *Daily Telegraph*, 18 September, 1992.

141 J Lumio, M Jahkola, R Vuento, O Haikala and J Eskola, 'Diphtheria after a visit to Russia', *Lancet*, 1993, 342, pp. 53-54.

142 N Venette, *Conjugal love; or, the pleasures of the marriage bed considered in several lectures in human generation*, London: printed for Booksellers, 1750.

143 A Comfort, *The anxiety makers: Some curious sexual preoccupations of the medical profession*, London: Panther, 1968.

144 C White, 'Unmentionables', *BMJ*, 1991, 302, p. 184.

145 O Temkin, 'On the history of morality and syphilis', in O Temkin, *The double face of Janus*, Baltimore: The Johns Hopkins University Press, 1977, pp. 472-484.

146 R Davenport-Hines, *Sex, death and punishment*, London: Collins, 1990.

147 W McDermott, 'Evaluating the physician and his technology', *Daedalus*, 1977, Winter, pp. 135-157.

148 M W Adler, 'The terrible peril: a historical perspective on the venereal diseases', *British Medical Journal*, 1980, 281, pp. 206-211.

149 P Flood (ed), *New problems in medical ethics*, Cork: Mercier Press, 1953.

150 J H Jones, *Bad blood: The Tuskegee syphilis experiment*, New York: Free Press, 1981.

151 T M Coffey, *The long thirst: Prohibition in America, 1920-1933*, London: Hamish Hamilton, 1976.

152 'Burma executed 25 HIV girls', *Daily Telegraph*, 4 April, 1992.

153 Reuters, 23 February, 1989.

154 *Sunday Telegraph*, 21 March, 1994.

155 *Star Tribune*, Minneapolis: 2 June, 1993.

156 *New England Journal of Medicine*, 4 February, 1993, pp. 322-326.

157 Editorial, 'A professional disgrace', *Lancet*, 11 September, 1993, pp. 627-628.

158 C J Hobbs and J M Wynne, 'Buggery in childhood', *Lancet*, 1986, ii, pp. 792-796.

159 C J Hobbs and J M Wynne, 'Diagnosing sexual abuse', *Lancet*, 1987, ii, p. 1455.

160 A Stanton and R Sunderland, 'Prevalence Of Reflex Anal Dilatation In 200 Children', *BMJ*, 1989, 298, pp. 802-803.

161 *Independent*, 8 September, 1991.

162 *Times*, 22 February, 1994.

163 Stanihurst, *Dieta Medicorum* (1550), quoted in *Dublin Journal of Medical Science*, 1886, 82, p. 180.

164 J Eaton, 'Remarks regarding the legitimate uses of alcoholic stimulants', *Provincial Medical Journal*, 1891, 1 January, pp. 23-28.

165 W Carter, 'The practical benefits of abstinence', *Provincial Medical Journal*, 1895, 1 November, pp. 562-566.

166 J Flaig, 'Soziale Medizin und Hygiene. Alkohol und Rauschgiftbekämpfung', *Münchener Medizinische Wochenschrift*, 1935, 82(16), pp. 625-629.

167 L Englemann, *Intemperance: the lost war against liquor*, New York: Free Press, 1979.

168 K A Kerr, *The politics of moral behaviour: Prohibition and drug abuse*, Reading, MA: Addison-Wesley, 1973.

169 Englemann, 1979, op. cit.

170 Kerr, 1973, op. cit.

171 'Drink', *Lancet*, 1949, ii, pp. 1000-1001.

172 Editorial, 'W.H.O. and a new perspective on alcoholism', *Lancet*, 1977, i, pp. 1087-1088.

173 Editorial, 'Alcohol has a lot to do with alcoholism', *Lancet*, 1981, i, pp. 425-426.

174 Royal College of Physicians, *A great and growing evil*, London: Tavistock, 1987.

175 H M Leichter, *Free to be foolish: Politics and health promotion in the United States and Great Britain*, Princeton: Princeton University Press, 1991.

176 A Smith and B Jacobson (eds), *The nation's health: A strategy for the 1990s*, London: King Edward's Hospital Fund, 1988.

177 Anon, 'Owen wants alcohol under the Medicines Act', *BMJ*, 1988, 297, pp. 11-12.

178 P Skrabanek, 'Coffee, tea, alcohol—at your doctor's displeasure', in D M Warburton (ed), *Pleasure, the politics and the reality*, London: Wiley, 1993, pp. 84-94.

179 A G Shaper and G Wannamethee, 'Men who do not drink', *International Journal of Epidemiology*, 1988, 17, pp 927-928.

180 T S Szasz, 'Bad habits are not diseases', *Lancet*, 1972, ii, pp. 83-84.

181 *Independent*, 18 August, 1992.

182 Burton, op. cit.

183 Leichter, 1991, op. cit.

184 T O Shaw, *Moral aspects of smoking*, Washington DC: Medical Society of the District of Columbia, 1973.

185 S Chapman, 'Unravelling gossamer with boxing gloves: problems in explaining decline in smoking', *BMJ*, 1993, 307, pp. 429-432.

186 M T Southgate, 'Making love with death', *JAMA*, 1986, 255, p. 1054.

187 'Smoking or health - the choice is yours', *WHO Chronicle*, 1980, 34, no 3, 121.

188 'Coffin nails', *New Scientist*, 1986, 16 January, p. 14.

189 D Sharrock, 'Doctor blames himself for curing Saddam of 60-a-day habit', *Guardian*, 4 June, 1991.

190 G Wheatcroft, 'A false solution to the doctors' new dilemma', *Daily Telegraph*, 2 June, 1993.

191 J McCormick and P Skrabanek, 'Penalising smokers and drinkers' *Lancet*, 1988, i, p. 649.

192 A Tuffs, 'Cost-cutting ideas wanted', *Lancet*, 1992, 339, p. 1104.

193 M J Underwood and J S Bailey, 'Coronary bypass should not be offered to smokers', *BMJ*, 1993, 306, pp. 1047-1048.

194 S C D Grant, N H Brooks, D H Bennett, R D Levy, C L Bray and C Ward, 'Smokers waste valuable resources', *BMJ*, 1993, 306, p. 1408.

195 D Ward, 'Smoker dies after operation was denied until he gave up', *Guardian*, 17 August 1993.

196 K Ball, 'Smoking out priorities', *Guardian*, 19 August, 1993.

197 'Refusal to treat smoker "unethical"', *Independent*, 9 October, 1993.

198 *Sunday Express*, 5 September, 1993, quoted in the press release by the Equal Treatment in the NHS Rally, held in the House of Lords, 11 October 1993.

199 M Whitfield, 'Workplace bans force smokers on to street', *Independent*, 11 August, 1992.

200 'Smoker hanged himself', *Times*, 23 January 1993.

201 *Times*, 16 December, 1993.

202 R Eastwood, 'Weeding out', *Lancet*, 1993, 341, p. 1316.

203 M R Bliss, 'The elderly smoker', *Lancet*, 1988, ii, p 908.

204 'Fanatics, health fascists, secret police', *Free Choice*, 7 November, 1992.

205 R Rhein, 'American smoker loses custody of child', *BMJ*, 1993, 307, 1026.

206 A Ferriman, 'Children seek to sue parents over passive smoking', *Independent*, 31 January, 1993.

207 C Hall, 'Babies "should not be placed with smokers": Minister attacks "ideology" behind advice on adoption', *Independent*, 25 March, 1993.

208 P A Fontelo, 'Can smoking be child abuse?', *American Journal of Public Health*, 1993, 83, pp. 429-430.

209 'Le roy est mort!', *Lancet*, 1935, ii, p. 1471.

210 C Conti, *A history of smoking*, London: Harrap, 1931; A G Christen, B Z Swanson, E D Glover and A H Henderson, 'Smokeless tobacco: the folklore and social history of snuffing, sneezing, dipping and chewing', *Journal of the American Dental Association*, 1982, 105, pp. 821-829; V G Kiernan, *Tobacco: a history*, London: Hutchinson, 1991.

211 'Tobacco pipes and Guy's Hospital subsoil', *Medical Press*, 1899, December, p. 11.

212 'Close all cigarette factories—doctor', *Irish Medical Times*, 11 November, 1983.

213 James Johnson, 'Bad effects of smoking tobacco', *Medico-Chirurgical Review and Journal of Practical Medicine*, 1 April, 1833, pp. 489-490.

214 S Solly, 'Paralysis', *Lancet*, 13 December, 1856, pp. 641-643.

215 J Pidduck, 'The great tobacco question: Is smoking injurious to health?', *Lancet*, 14 February, 1857, pp. 177-178.

216 J C Bucknill, 'Smoking not a cause of insanity', *Lancet*, 28 February, 1857, pp. 226-227.

217 Editorial, *Lancet*, 28 March, 1857, pp. 324-325.

218 A Steinmetz, *Tobacco: its history, cultivation, manufacture and adulteration*, London: R Bentley, 1857.

219 J H Jaffe, 'Tobacco use as a mental disorder: the rediscovery of a medical problem', in M E Jarvik et al (eds), *Research on smoking behaviour*, Washington DC: US Department of Health and Welfare, 1977, pp. 202-217; J H Jaffe and M Kanzler, *Psychiatric factors in drug abuse*, Minneapolis: University of Minnesota, 1979, pp. 239-265.

220 British Medical Association, *Smoking out the barons*, London: Wiley, 1986.

221 W H Foege, 'The growing brown plague', *JAMA*, 1990, 264, p. 1580.

222 B J Bailey, 'Tobaccoism is the disease: cancer is the sequela', *JAMA*, 11 April, 1986.

223 D Model, 'Smoker's face: an underrated clinical sign?' *British Medical Journal*, 1985, 291, p. 1760-1762.

224 H L Mencken, *Americana*, London: Hopkinson, 1925.

225 E Nuehring and G E Merkle, 'Nicotine and norms: the reemergence of a deviant behaviour', *Social Problems*, 191 A, 21, pp. 513-526.

226 'Stimulants endanger public health, *JAMA*, 1939, 112, pp. 2339-2340.

227 J Pringle, 'Citizens balk at "fine" lifestyle', *Times*, 5 August, 1993.

228 C E Koop, 'A smoke-free society by the year 2000', *New York State Journal of Medicine*, 1985, 85, pp. 290-292.

229 A Flew, 'Towards the truth, through falsification', *Indoor Environment*, 1993, 2, pp. 125-128.

230 J C Luik, 'Pandora's Box: the dangers of politically corrupted science for democratic public policy', *Bostonia*, 1993, Winter, pp. 50-60.

231 J Last, 'New pathways in an age of ecological and ethical concerns', *International Journal of Epidemiology*, 1994, 23, pp. 1-4.

第3部

1 B de Jouvenel, *Du pouvoir: Histoire naturelle de sa croissance*, Geneva: Cheval Alle, 1945; English translation by J F Huntington, *On power: its nature and the history of its growth*, London: Hutchinson, 1948; reprinted by Liberty Fund, Indianapolis, 1993, p. 12.

2 P Skrabanek, 'The epidemiology of errors', *Lancet*, 1993, 342, p. 1502.

3 de Jouvenel, op. cit., p. 403.

4 M Nirmala, 'Obesity grades to be recorded in students' report books', *Sunday Times* (Singapore), 1 December, 1991.

5 *Straits Times*, 6 December, 1991.

6 'Chewing freely', *Times* (Singapore), 21 January, 1992.

7 D I Wikler, 'Persuasion and coercion for health: Ethical issues in government efforts to change lifestyles', *Milbank Memorial Fund Quarterly/Health and Society*, 1978, 56, pp. 303-338.

8 Quoted in R Crawford, 'You are dangerous to your health: the ideology and politics of victim blaming', *International Journal of Health Services*, 1977, 7, pp. 663-680.

9 D E Beauchamp, *The health of the republic: Epidemics, medicine, and moralism as challenges to democracy*, Philadelphia: Temple University Press, 1988.

10 M Oppenheim, 'Healers', *New England Journal of Medicine*, 6 November, 1980, pp.1117-1120.

11 D Callahan, 'Legislating safety—how far should we go?', *New England Journal of Medicine*, 1989, 320, pp. 1412-1413.

12 J Stokes, 'Why not rate health and life insurance premiums by risks?', *New England Journal of Medicine*, 1983, 308, pp. 393-395.

13 Editorial, 'When are cyclists going to wear helmets?', *Lancet*, 1988, i, pp. 159-160.

14 M McCarthy, 'Do cycle helmets prevent serious head injury?' *British Medical Journal*, 1992, 305, pp. 881-882.

15 Ibid.

16 W Carlyon, op. cit.

17 T Fox, 'Purposes of medicine', *Lancet*, 1965, ii, pp. 801-805.

18 O Pomerleau, F Bass and V Crown, 'Role of behaviour modification in preventive medicine', *New England Journal of Medicine*, 1975, 292, pp. 1277-1282.

19 C S Bacon, 'Should medicine and denteistry become a function of the state?', *JAMA*, 1893, 20, pp. 331-335 (reprinted in JAMA, 17 March 1993, p. 1343).

20 R D Truog and T A Brennan, 'Participation of physicians in capital punishment', *New England Journal of Medicine*, 1993, 329, pp. 1346-1350.

21 Editorial, 'Doctors and death row', *Lancet*, 1993, 341, pp. 209-210.

22 G R N Jones, 'Judicial electrocution and the prison doctor', *Lancet*, 1990, 335, pp. 713-714.

23 D A Sargent, 'Treating the condemned to death', *Hastings Center Report*, 1986, 16 (December), pp. 5-6.

24 S Trombley, 'Back to the death watch', *Guardian*, 21 January, 1993.

25 Truog and Brennan, 1993, op. cit.

26 W J Curran and W Casscells, 'The ethics of medical participation in capital punishment by intravenous drug injection', *New England Journal of Medicine*, 1980, 302, pp. 226-230.

27 Truog and Brennan, 1993, op. cit.

28 J L Talmon, *The origins of totalitarian democracy*, London: Sphere Books, 1970.

29 J-P Goubert, 'Santé publique et libertés individuelles: un historique', in E Malet (ed), *Santé publique et libertés individuelles*, Paris: Passages, 1993, pp 98-101.

30 G Rosen, *From medical police to social medicine: essays on the history of health care*, New York: Science History Publications, 1974.

31 P Weindling, 1989, op. cit.

32 Quoted in J M Eyler, 'Poverty, disease, responsibility: Arthur Newsholme and the public health dilemmas of British liberalism', *Milbank Quarterly*, 1989, 67 (suppl 1), pp. 109-126.

33 J C Whorton, *Crusaders for fitness: the history of American health reformers*, Princeton: Princeton University Press, 1982.

34 de Mondeville, 1320, op. cit.

35 'Berlin: Alcohol, tobacco and coffee', *JAMA*, 1939, 113, pp. 1144-1145.

36 'New law for regulation of the medical profession', *JAMA*, 1938, 110, pp. 221-222.

37 H Hausheer, 'Icarian medicine. Etienne Cabet's Utopia and its French medical background', *Bulletin of the History of Medicine*, 1941, 9, pp. 294-310, 401-435 and 517-529.

38 'Visit to Russia of British Doctors', *JAMA*, 1961, 175, p. 159.

39 L von Mises, *Omnipotent government: The rise of the total state and total war*, New Haven: Yale University Press, 1944.

40 L W Sullivan, 'Healthy people 2000', *New England Journal of Medicine*, 1990, 323, pp. 1065-1067.

41 Editorial, 'Witch hunting in America', *Sunday Times*, 20 October, 1991.

42 P Johnson, 'The liberal fascists ride high', *Spectator*, 19 October, 1991.

43 Editorial, 'America's decadent puritans', *Economist*, 28 July, 1990.

44 H Schoeck, *Envy—a theory of social behaviour*, Indianapolis: Liberty Press, 1987.

45 R L Hey, 'US targets maternal drug abuse as cost problems escalate', *Christian Science Monitor*, 22 May 1990 (quoted in T Szasz, *Our right to drugs*, New York: Praeger, 1992).

46 E Drucker, 'Children of war: The criminalization of motherhood', *International Journal on Drug Policy*, 1989, 1(4), pp. 10-12.

47 G J Annas, 'Foetal neglect. Pregnant women as ambulatory chalices', in G J Annas, *Judging medicine*, Clifton NJ: Humana Press, 1988, pp. 91-96.

48 D Nelkin and L Tancredi, *Dangerous diagnostics: The social power of biological information*, New York: Basic Books, 1989.

49 P Pringle, 'A nihilism for the nineties sweeps America', *Guardian*, 6 June, 1990.

50 V E B Kolder, J Gallagher and M T Parsons, 'Court-ordered obstetrical interventions', *New England Journal of Medicine*, 1987, 316, pp. 1192-1196.

51 Minerva, *British Medical Journal*, 7 May, 1988, p. 1334.

52 G J Annas, 'Forced caesareans. The most unkindest cut of all', in G J Annas, 1988, op. cit., pp. 119-125.

53 D Brahams, 'Australian mother sued by child injured in utero', *Lancet*, 1991, 338, pp. 687-688.

54 R A Charo, 'Mandatory contraception', *Lancet*, 1992, 339, pp. 1104-1105.

55 D Brahams, 'Enforced caesarean section: a US appeal', *Lancet*, 26 May, 1990, p. 1270.

56 F Gibb, 'Mother's objection to caesarean birth overruled by court', *Times*, 14 October, 1992.

57 H H Bräutigam, K Kruse and S Rückert, 'Schneewittchens Kind', *Die Zeit*, 30 October, 1992.

58 H L Karcher, 'German customs investigate illegal abortions', *BMJ*, 1991, 302, p. 677.

59 M Foucault, *Discipline and punish: The birth of the prison (Surveiller et punir: naissance de la prison)* Harmondsworth: Penguin Books, 1979.

60 E Goffman, *Stigma*, Harmondsworth: Penguin Books, 1990.

61 Nelkin and Tancredi, 1989, op. cit.

62 D A Stone, 'At risk in the welfare state', *Social Research*, 1989, 56, pp. 591-633.

63 L S White, 1975, op. cit.

64 *Healthy People: The Surgeon-General's report on health promotion and disease prevention*, Washington DC: Department of Health, Education and Welfare, 1979.

65 H Kühn, *Healthismus: Eine Analyse der Präventionspolitik und Gesundheitsförderung in den USA*, Berlin: Sigma, 1993.

66 R Rhein, '"Rationing": Maryland style', *BMJ*, 1991, 303, p. 670.

67 A R Moore, 'The stupidity of patients', *Journal of Medical Ethics*, 1979, 5, pp. 207-208.

68 J P Allegrante and R P Sloan, 'Ethical dilemmas in workplace health promotion', *Preventive Medicine*, 1986, 15, pp. 313-320; quoted in H M Leichter, *Free to be foolish: Politics and health promotion in the United States and Great Britain*, Princeton: Princeton University Press, 1991.

69 Leichter, 1991, op. cit.

70 N Swan, 'Melbourne hospital causes AIDS furore', *BMJ*, 1989, 298, p. 849.

71 M Browne, 'Consultants may ban AIDS-risk surgery', *Irish Medical Times*, 2 April, 1993.

72 M Curley, 'Shock findings about GP attitudes towards AIDS/HIV patients', *Irish Medical Times*, 3 September, 1993.

73 *American Mercury*, 1933, 29, No 115.

74 'Vatican blame', *Independent*, 24 June, 1993.

75 I Illich and B Sanders, *ABC: the alphabetization of the popular mind*, New York: Vintage Books, 1989.

76 M Rothstein, *Medical screening of workers*, Washington DC: Bureau of National Affairs, 1984.

77 Nelkin and Tancredi, 1989, op. cit.

78 T Beardsley, 'Mind reader. Do personality tests pick out bad apples?', *Scientific American*, 1991, April, pp. 154, 156.

79 S Robinson, 'So whose lifestyle is it anyway?', *Daily Telegraph*, 22 July, 1991.

80 Nelkin and Tancredi, 1989, op. cit.

81 K Wharton, 'BR's stiff drink rule puts nights out in peril', *Daily Telegraph*, 5 September, 1993.

82 T Butcher, 'Pipe-smoking landlord fumes over jail threat', *Daily Telegraph*, 26 April, 1993.

83 C Holden, 'Looking at genes in the workplace', *Science*, 1982, 217, pp. 336-337.

84 E Fee, 'Sin vs science: venereal disease in Baltimore in the twentieth century', *Journal of the History of Medicine and Allied Sciences*, 1988, 43, pp. 141-164.

85 D Orentlicher, 'Genetic screening by employers', *JAMA*, 1990,263, pp. 1005-1008.

86 E Draper, *Risky business: genetic testing and exclusionary practices in the hazardous workplace*, Cambridge: Cambridge University Press, 1991.

87 A M Capron, 'Hedging their bets', *Hastings Center Reports*, 1993, May-June, pp. 30-31.

88 B Müller-Hill, 'Bioscience in totalitarian regimes: the lessons to be learned from Nazi Germany', in D J Roy, B E Wynn and R W Old (eds), *Bioscience and society*, London: Wiley, 1991, pp. 67-76.

89 E Yew 'Medical inspection of immigrants at Ellis Island, 1891-1924', *Bulletin of New York Academy of Medicine*, 1980, 56, pp. 488-510.

90 The brains of criminals', *Dublin Journal of Medical Science*, 1882, 73, p. 423.

91 'The congress of criminal anthropology', *Provincial Medical Journal*, 1889, 1 October, pp. 633-636.

92 P Cotton, 'Neurophysiology, philosophy on collision course?', *JAMA*, 1993, 269, pp. 1485-1486.

93 Editorial, 'National eugenics', *British Medical Journal*, 1909, 25 September, pp. 900-901.

94 P R Breggin and G R Breggin, 'A biomedical programme for urban violence control in the US: the dangers of psychiatric social control', *Changes*, 1993, 11, pp. 59-71

95 R C Lewontin, *The doctrine of DNA: Biology as ideology*, Harmondsworth: Penguin Books, 1993, p. 72.

96 E S Gershon and R O Rieder, 'Major disorders of mind and brain', *Scientific American*, 1992, 267, pp. 126-133.

97 P Cotton, 'Scientists chart course for brain map', *JAMA*, 1993, 269, p. 1357.

98 'Man sentenced to four years for sexually abusing his daughter', *Irish Times*, 25 November, 1987.

99 T Prentice, 'Researchers trace adult diseases to the womb', *Times*, 21 March, 1991.

100 Nelkin and Tancredi, 1989, op. cit.

101 M W Shaw, 'Conditional prospective rights of the foetus', *Journal of Legal Medicine*, 1984, 5, pp. 63-116.

102 C Hall, 'One spit could yield "passport" to health', *Independent*, 2 September, 1993.

103 T Bewley, 'Over-reaction to drug dependence - a changing menace', *Medico-Legal Journal*, 1985 (pt 2), pp. 70-86.

104 *British Journal of Addiction*, 1992, 87, p. 1195.

105 P L Watson, O Luanratana and W J Griffin, 'The ethnopharmacology of pituri', *Journal of Ethnopharmacology*, 1983, 8, pp. 303-311.

106 M Dobkin de Rios, 'Enigma of drug-induced altered states of consciousness among the !Kung Bushmen of the Kalahari Desert', *Journal of Ethnopharmacology*, 1986, 15, pp. 297-304.

107 R E Schultes and A Hofmann, *Plants of the gods: Origins of hallucinogenic use*, London: Hutchinson, 1980.

108 S Wisotsky, *Beyond the war on drugs: Overcoming a failed public policy*, Buffalo NY: Prometheus Books, 1990.

109 *Independent*, 20 December, 1993.

110 V Rich, 'Sweden: pre-employment drug tests', *Lancet*, 1992, 339, p. 800.

111 P Wallich, 'Of two minds about privacy', *Scientific American*, 12 June, 1991, pp. 27-29.

112 S Connor, 'Hair tests for drugs on job applicants', *Independent on Sunday*, 23 September, 1990.

113 'Labour MP's bill aims to introduce random testing for schoolchildren', *Guardian*, 20 August, 1990.

114 K Botsford, 'A drug test with negative results', *Independent on Sunday*, 20 October, 1990.

115 Minerva, '"Ear packing" in drug abusers', *BMJ*, 1989, 299, p. 214.

116 J Carvell, 'Pawns in the drug traffickers' game of chance', *Guardian*, 30 July, 1990. .

117 P J Karhunen, A Penttilä and A Panula, 'Detection of heroin "body-packers" at Helsinki airport', *Lancet*, 1987, i, p. 1265.

118 M Prescott and G Greig, 'Black judge "humiliated" by UK customs', *Sunday Times*, 5 July, 1992.

119 J Cusack, 'Meath family seeks legal advice after Garda drug raid on home', *Irish Times*, 15 October, 1991.

120 J Brinkley, 'First, an adviser says, let's arrest the users', *New York Times*, 21 October, 1987.

121 'Drug abusers in prison', *Lancet*, 1990, 336, p. 1124.

122 R Grant, *Independent on Sunday*, 20 June, 1993.

123 *Independent*, 7 December, 1989, quoted by *International Journal on Drug Policy*, 1989, i(4), p. 9.

124 C Walker, 'Death penalty introduced for traffickers', *Times*, 31 May, 1989.

125 'Drug crackdown', *Observer*, 27 October, 1991.

126 Reuter, 'Man beheaded after prayers', *Irish Times*, 24 July, 1993.

127 California NORML reports, quoted by *International Journal on Drug Policy*, 1990, 9(3), p. 7.

128 M Hosenball, 'Drug traffickers face the lash', *Sunday Times*, 5 March, 1989.

129 Wisotsky, 1990, op. cit.

130 P Hoyland, 'Police accused over drugs raid riot', *Guardian*, 25 May, 1989.

131 T Kirby, 'The party's over at an Acid House under the arches, *Independent*, 22 August, 1989.

132 Wisotsky, 1990, op. cit.

133 R Grant, 'Drugs in America: Zero tolerance', *Independent on Sunday*, 20 June, 1993.

134 C Coughlin, 'Killing as a way of life', *Daily Telegraph*, 31 August, 1989.

135 J Marshall, 'Drugs and United States foreign policy', in R Hamowy and A Freedman (eds), *Dealing with drugs: consequences of government control*, Lexington: D C Heath and Co, 1987, pp. 136-176.

136 R W Sweet and E A Harris, 'Just and unjust wars: the war on the war on drugs - some moral and constitutional dimensions of the war on drugs', *Northwestern University Law Review*, 1993, 87, pp. 1302-1373.

137 Editorial, 'Unexciting and all the better for it', *Guardian*, 12 April, 1990.

138 Sweet and Harris, 1993, op. cit.

139 I Edwards-Jones, 'I don't push drugs, Virginia, I don't have to', *Independent*, 25 November, 1992.

140 Editorial, 'Hooked on just saying no', *Economist*, 21 January, 1989.

141 Editorial, 'Your heroin sir', *Lancet*, 1991, 337, p. 402.

142 G A Silver, 'Mischievous morality', *Lancet*, 1988, i, pp 987-988.

143 H Parker, 'Hard drugs and even harder decisions', *BMJ*, 1989, 299, p. 1241.

144 H Brody, *The healer's power*, New Haven: Yale University Press, 1992.

145 Ibid.

146 M Gray and C Fletcher, 'Prevention through legislation', in M P Vessey and M Gray (eds), *Cancer risks and prevention*, Oxford: Oxford University Press, 1985, pp. 231-248.

147 I Berlin, *Four essays on liberty*, Oxford: Oxford University Press, 1969, Introduction XIVI.

148 J S Mill, *On Liberty*, London: Watts & Co, 1929.

149 M Oakeshott, *On Human Conduct,* New York: Oxford University Press, 1975.

150 Ibid.

151 K R Popper, *Conjectures and refutations: The growth of scientific knowledge*, 5th edtn, London: Routledge and Kegan Paul, 1974, p. 370

152 R E Barnett, 'Curing the drug-law addiction: The harmful effects of legal prohibition', in Hamowy and Freedman, 1987, op. cit.

153 K R Popper, *The open society and its enemies. Volume 2: Hegel and Marx, 5th edtn*, London: Routledge and Kegan Paul, 1956.

154 *Hastings Center Reports*, 1984.

訳者あとがき

この本はPetr Skrabanek, ***The Death of Humane Medicine and the Rise of Coercive Healthism***（The Social Affairs Unit, 1994）の全訳である。

翻訳にあたって明らかな誤字などは補った。また、フランス語訳電子版を適宜参照した。多数ある引用文についてはできるだけ邦訳から引用し、出典を註に示した。邦訳出典の記載がないものは独自の訳である。

著者について

ペトル・シュクラバーネク（Petr Skrabanek, 1940-1994）は、医師であり、神経生理学者であり、ジェイムズ・ジョイスの研究者でもある、多才の人だった。トリニティ・カレッジでは医学研究の批判的吟味（critical appraisal）を教えていた。批判的吟味とはどのようなものか、この本を読んだ人にははっきりと伝わることだろう。

シュクラバーネクのジョイス研究としては、死後にまとめられた論文集***Night Joyce of a Thousand Tiers***がある。フリッツ・センによる序文で、シュクラバーネクはこう評されている。

ペトル・シュクラバーネクは最も良い意味でのアマチュアのジョイシアンだった。彼はテクストに対する素晴らしい直感と、もったいぶった表現に対する感受性と嫌悪を備えていた。しかし彼の専門分野は医学だ。この点でも、彼の見かたは完全に彼自身のものであり、異端であった。

素人芸には違いないが個性的で味わいがある、といったところだろうか。

シュクラバーネクはまた、チェコで生まれ共産主義教育を受けたが、プラハの春によって故郷を失った亡命者でもある。故郷への複雑な思いはこの本の末尾で明らかに記されているほか、全体にわたって充満する反共の雰囲気からも読み取れる。

ロビン・フォックスによる序文にあるとおり、生前にもシュクラバーネクは医学の世界にあって無視できない地位を占めていたし、死後も忘れられてはいない。しかし、日本ではまったくと言っていいほど知られていない。

The Death of Humane Medicine and the Rise of Coercive Healthism について

シュクラバーネクの遺作 ***The Death of Humane Medicine and the Rise of Coercive Healthism*** は、著者の死と同年の一九九四年に刊行された。

20年以上も前の本をわざわざ翻訳しようと思ったのは、この本こそが現代の、二〇二〇年の日本にとって必要なものだと思ったからだ。

確かに時代は変わった。この本が出たあと、温室効果による気候変動は国際的な合意事項となり、健康な人に対するスクリーニングは厳しく評価されるようになり、一九九七年にはクリントン大統領が梅毒の人体実験について公式に謝罪した。

しかし、大局は20年あまり変わっていない。医学の名のもとに禁欲の道徳が人間の生活を支配しようとする。それはいかにも人のためといった顔で語られる。専門家こそがいい加減な言説の源泉であり、その急先鋒はＷＨＯである。「エイズはキスではうつらない」という説明をほとんどの読者は聞いたことがあると思うが、何のことはない、ＷＨＯが自ら風説を広めていたのだ。

訳者はシュクラバーネクの言うことにすべて賛同するわけではない。

疑いのない事実として、シュクラバーネクの時代にはなかったものが現代にはある。

疫学研究は積み上げられ（そのこと自体がシュクラバーネクにとっては嘆かわしいことだろうが）、コレステロールを減らすスタチン系薬剤が心血管疾患を減らす証拠が示された。とはいえ統計によってしか感知しえない「効果」のために多くの人が薬を飲み続けるというアンバランスは温存されている。

シュクラバーネクが問題を単純化しすぎていると思われる点もある。

たとえばシュクラバーネクは妊娠中絶を女性の自己決定権として捉え、その結果、無脳症胎児の中絶を女性の自己決定として記述している。しかし中絶とはそれほど単純な問題ではない。中絶の禁止が「医学的に」正当化されうるという考えの愚かさについては訳者も同意するが、現代に至っても「中絶は殺人か」という問いに対して誰もが同意する回答は示されていない。最低限、女性を「産む機械」とみなす言説を健康主義によって説明しようとすることには無理があり、女性差別は別の問題としておく必要があったのではないか。これはセクシュアルハラスメントとフェミニズムについて述べた箇所についても言える。

セクシュアルハラスメントは健康主義の概念のひとつだ。セクシュアルハラスメントの概念は一九七〇年代のアメリカで、フェミニストという魔女の集会の中で熟成した。いまやアメリカの連邦機関に勤める女性の50％ほどが、自分たちは新しい災難の犠牲者だと感じている。

ここまで軽率な決めつけは、現代も、九〇年代当時であってさえも、受け入れがたいものと言わざるをえない。

個別に挙げていけばきりがない。シュクラバーネクの議論は時に粗雑であり、時に偏った事例に立脚し、時に誤っている。

それでもなお、二〇二〇年の日本にいる我々にとって、シュクラバーネクが提示した枠組みは、ほかに得がたい視野を与えてくれる。

この本は3部構成である。第1部「健康主義」が理論的基礎にあたり、第2部「生活習慣主義」は健康主義から帰結した事例集、第3部「強制的医学」は生活習慣主義に収まらずさらに広がる健康主義の暴走を描写している。それぞれ若干の解説を加えつつ振り返ってみよう。

第1部はイヴァン・イリッチやアーヴィング・ケネス・ゾラの議論を引き継いで「健康主義

(healthism)」を批判する。健康の追求が自己目的化し、死や病気から目を逸らさせ、「積極的健康」を目指す「健康づくり」という妄想を生み出すに至ったことが描写される。

きわだっているのが、健康主義と対比されるものとして、聖書や古典文学からの引用を多用していることだ。シュクラバーネクが挙げた論点の多くは、理論的にはゾラが「健康主義《ヘルシズム》と人の能力を奪う医療化」(『専門家時代の幻想』尾崎浩訳)で明瞭に記したものだ(あえてイリッチとは言わないでおく。イリッチの問題については後述する)。シュクラバーネクは単にゾラを繰り返すのではなく、健康主義を文学的想像力の欠如としてとらえている。そのことはたとえば、健康づくり論者を揶揄した言葉の中にも表れている。

健康づくり論者はウェルギリウスなど読まない。健康づくり論者に、ルクレティウスの『物の本質について』について質問してみるとよい。ラブレーの『ガルガンチュア』、モンテーニュの『エセー』、セルバンテスの『ドン・キホーテ』、ヴェルレーヌの詩、ロートレアモン伯爵の叛逆、ベケットの憐れみの心、いずれも健康づくり論者の読書リストには入っていない。せいぜい彼らはあなたの顔をまじまじと見つめるだけだ。悪くすると、あなたのコレステロール値を測ろうとするかもしれない。

日本ではどうか。健康づくり論者はたとえば、徳冨蘆花の『不如帰』で描かれた結核患者に対する差別は、過去のものになったと言うだろうか。谷崎潤一郎の『春琴抄』で春琴が盲目に苦しみ佐助が自ら目を突いたことは、医学には関係ないことと考えるだろうか。安部公房の『密会』、カズオ・イシグロの『わたしを離さないで』についてはどうだろうか。源氏物語の愛憎を語る言葉は持っているだろうか。日本の医師なら、「嫉妬が生霊となって人を殺した」などと言う人を見れば、抗精神病薬を処方しようとするかもしれない。

第2部はおそらく、現代の読者にとって最も身近な部分だろう。20年以上経っても、道徳家の教える「健康的な生活」は驚くほど変わっていない（いや、それはヒポクラテスが「古い医学」と呼んだものからさえ変わっていないのかもしれない）。なるほど医師が唱える栄養学は「エビデンスに基づいて」微調整され、最適化された。しかし結論はなぜか変わらない。太るな。野菜を食べろ。運動をしろ。生殖可能な配偶者以外とセックスをするな。酒もタバコもやめろ。こうした信念は、矛盾や循環論法をどんなに指摘されても変わることがない。なぜなら信念が証拠よりも先に固定されているから。

シュクラバーネクは必ずしも「健康的な生活」を否定するわけではない。話題にされるのはいつも、生活習慣主義の過剰な情熱だ。したがって、論はつねに否定の調子を帯び、一見したところ、懐疑を旨としているように見える（おそらく著者自身さえもそう思っている）。しかしここでも、懐疑の原動力となっているのは、ギルガメシュ叙事詩であり、ヴォルテールであり、トリスタンとイゾルデだ。「健康的な生活」に対する批判を、統計の誤った解釈の問題に矮小化してはならない。そうした理解は、第1部でイアン・ケネディに向けられた批判のとおり、健康づくり論の罠から一歩も外に出ることができないだろう。

第3部は健康主義が全体主義にスライドし、国家宗教としての地位を手に入れつつある状況を概観する。そのうえで、比較的新しいトピックである遺伝子と薬物乱用にも触れる。最後の章はジョン・

スチュアート・ミルを参照しつつ、思想の水準で全体を考察する。

健康主義政策についての批判は、むしろ古めかしく見える。政治や教育、つまり社会的に「正しい」ことを期待されるものごとが、健康主義の立場をとることは、現代ではあまりに当然のことになっているし、誰もが一度は「そんなことで本当に健康になれるのか?」という疑問を口にしたこともあるだろう。自由を盾に逆らうこと、日本風に言えば「太く短く」生きようとすることもまた、あまりに陳腐となり、かえって健康主義によって(あるいは、生権力によって)利用されることになった。「健康寿命」という言葉によって暗に「社会のお荷物になった高齢者は早く死ぬべきだ」という主張がなされる現実は、健康の強制という枠組みからも大きく飛び出している。

ドナルド・トランプが大統領になった二〇一七年に、アメリカではオーウェルの『一九八四年』が読まれた。しかしトランプはビッグ・ブラザーではなく、実際にフェイクニュースを作り出し拡散させたのは無数の無名の人々だ。真実を独占する全体主義というイメージは普及したが、現実はその先を行っている。これはシュクラバーネクも予想しなかったことだろう。

だからたとえば、アメリカやスウェーデンでは一九七〇年代まで、日本では一九九〇年代まで、優生思想に基づく断種手術が行われていたことに対しては、シュクラバーネクの説明がよく当てはまって見えるが、「障害者に優しくするべきだ」という道徳が優勢となった現代にあっては、そうした議論の全体が時代遅れで解決済みのように感じられるかもしれない。しかし現実には、津久井やまゆり園に無名の個人が惨劇をもたらすことを誰も防げなかった。だからこそ、一見解決されたようでいて実は温存されている問題群を、再び掘り起こす必要がある。

三度繰り返して言えば、シュクラバーネクの特異さと可能性は、文学的想像力に対する敬意にある。

だからこそ、「病気や苦痛は少ないほうがよい」という素朴な価値を相対化することができた。この観点から要約するなら、シュクラバーネクは全体主義的医学に問題点があるから反対しているのではなく、たとえ将来どんなに正しくなろうと、医学と名のつくものに意志決定の権利をいささかも分け与えてはいけないと主張している。なぜなら医学は表向きには価値から出発しない科学のふりをするものであり、その陰では健康主義から出発するしかないものであって、健康主義を拒否するシュクラバーネクにとっては、どちらの面から見ても価値の次元には位置を占めえないからだ。

この本の背景にも触れておこう。シュクラバーネクはイヴァン・イリッチから始めているが、当然のこととして、イリッチにも先行する理論はある。医療社会学の領域ではタルコット・パーソンズとかエリオット・フリードソンが重視されているし、ジョルジュ・カンギレムの『正常と病理』とミシェル・フーコーの『狂気の歴史』がなければイリッチはありえなかったと言ってもいいだろう。シュクラバーネクが序文でイリッチを評する言葉はやや誇大な印象さえある。しかし現代から振り返ってみれば、イリッチの「社会の医療化」とか「医原病」というわかりやすく使いやすい用語は多くの論者に拡散し、いまだに医療への批判とか懐疑を引き受けている。イリッチの広範な論陣において医療批判は一角を占めるにすぎないが、「医者の敵」として記憶されたことにおいて、良くも悪くも、イリッチに代わる人はいない。

イリッチとシュクラバーネクは共通して、衒学と装飾に満ちた文体を使いこなし、「文学的」な表現をためらわない。たとえば『脱病院化社会』のこんな一節は、シュクラバーネクの本のどこに紛れ込んでいてもおかしくない。

魔術師《メディシンマン》は毒と魅力とを使いこなす。ギリシャ語の「薬」をあらわす唯一の単語——ファルマコン——は治癒の力と殺す力とを区別していない。（41ページ）

シュクラバーネクがイリッチのひそみに倣って饒舌な文体を採用し、わざわざ序文で「この本は医学の本ではない」とまで断ったことからも、シュクラバーネクの立場ははっきりしている。それに対して、シュクラバーネクは同時代のもうひとつの文脈には言及していない。それはアーチボルド・コクランの名前とともに記憶された「エビデンスに基づく医療」の思想だ。

いまやコクランを知らない人でも、テレビや新聞で「科学的根拠に基づく医療」という言葉に出会う機会は多い。「科学的根拠」というのは「エビデンス」の言い換えで（それは誤訳なのだが）、医学における判断を支持する証拠、特に統計データとして示された証拠を指す。

シュクラバーネクが丹念に医学研究の問題設定を吟味し、統計を解釈する手つきは、ある種の読者にとっては、「エビデンスに基づく医療」の営為そのものに見えるだろう。そして、シュクラバーネクとジェイムズ・マコーミックの共著『医学の誤解と愚行』はまさにエビデンスの批判的吟味に特化し、コクランや「エビデンスに基づく医療」の主唱者たちにも盛んに言及している。だから、シュクラバーネクは望みさえすれば、イリッチの後継者ではなく、コクランの後継者としてふるまうこともできたはずだった。

なぜそうしなかったか、という問いは滑稽でもある。シュクラバーネクは価値の次元に関心を持っていた。価値とは証拠を要する種類のことではない。だから、「証拠があるか、ないか」という議論は、価値すなわちものごとの是非にはまったく関係ない。むしろ、医学研究の結果にばかり関心を向けることは、「その研究がなぜそのようになされたか」という問題設定の過程を研究者の頭のブラックボックスに押し込めたままにし、真の問題を隠蔽する。エビデンスに基づいて医学の価値を考えることはできない。

補足しておくと、シュクラバーネクが右のように考えたという証拠はない。しかし、訳者はこのようにシュクラバーネクを利用することが現代の我々にとって利益のあることだと考えている。証拠の有無しか真実の基準を持たない思考は堕落したエビデンシャリズムである。

さて、イリッチの後継者としてのシュクラバーネクは、世界をどのように動かしただろうか。

第一に、医師をはじめとする医学の専門家の圧倒的多数からは、ほかの偉大な著者たちと同様、完全に無視され、忘れ去られた。健康づくり論者はウェルギリウスなど読まないのだから、ましてイリッチやシュクラバーネクなど名前も知らない。

きわめてまれな例外として、シェイマス・オマホニーを挙げておこう。オマホニーの最近の著書『医学の病は治せるか（*Can Medicine Be Cured?*）』は、社会の医療化と健康主義に対する批判と、統計を冷徹に読み解く視線を受け継ぎ、イリッチやシュクラバーネクの遺産にもはっきりと言及している。

オマホニー以外に、有名なジョン・ヨアニディスを思い浮かべる読者もいるかもしれない。ヨアニディスは自身の立場を「メタ研究」と呼び、医学専門誌を通じて盛んに発言し、「なぜ出版される研究結果のほとんどが間違いなのか」という刺激的な題名のエッセイなどで非専門家にも知られている。医学を俯瞰できる人として、ヨアニディスは現在特権的な地位を占めているし、将来にわたっても記憶されるはずだ。

しかし、ヨアニディスの関心は「医学はどのように科学的でありうるか」という方向を向いている。ヨアニディスがイリッチやシュクラバーネクのような文学的感性に訴える方法をとることはない。

オマホニーでさえ、シュクラバーネクの特異な手法は採用していない。

シュクラバーネクの真価は、再三繰り返したとおり、健康を価値の軸においてとらえ、物質的な評価から切り離した点にある。それはすなわち、スーザン・ソンタグの問題提起に答えることでもある。

ひとつの謎として強く恐れられている病気は、現実にはともかく、道徳的な意味で伝染するとされることがある。たとえば、癌にかかってみたら、癌は結核に似た伝染病だと言わんばかりに、親戚や友達からはのけ者にされ、家族からは消毒の必要な人間として扱われたという人々は驚くほど多い。(『隠喩としての病』富山太佳夫訳、8ページ)

ソンタグは病気という現実に対して加わってくる道徳的な「隠喩」に抵抗する。健康主義の概念は、ソンタグの「隠喩」に対する応答として、もちろんアーヴィング・ゴフマンの「スティグマ」に対する応答としても、読むことができる。

だが、オマホニーは「隠喩」にほとんど関心を向けていない。オマホニーは『医学の病は治せるか』より前に『現代の死に方』という本の1節を割いてソンタグについて語っているが、主にソンタグ自身の死を話題にし、『隠喩としての病』にはほとんど触れていない。オマホニーの関心はすみやかに胃瘻や延命治療といった実践上の問題に戻っていく。これはオマホニーの議論が浅いとか間違っているということではなく、ただオマホニーがそういうタイプの書き手で、そういう問題に関心を持っているということにすぎない。ここで強調しておきたいのは、シュクラバーネクがそうではなかったという点だ。

オマホニーはシュクラバーネクの評伝（*J R Coll Physicians Edinb* 2019;49:65-9）も書いている。そこでイリッチは「単に科学を理解せず尊敬もしなかった」とされ、対してシュクラバーネクは「彼の生まれ持った政治的志向が急進的なリバタリアニズムの形に向かったことにおいて非凡であった」とされている。乱暴に要約すれば、イリッチは科学的でなかったが、シュクラバーネクは同じことを科学的に言えた、という図式が描かれ、シュクラバーネクがイリッチを支持したことは「リバタリアニズム」として理解される。

このようなオマホニーの理解に基づけば、シュクラバーネクがタバコの害を疑ってみせたことは、スキャンダルに思えるだろう。

私は空想する、もしシュクラバーネク自身が喫煙者でなかったとしたら、彼の考えは違っていただろうかと。

訳者の理解では、この点にこそ、シュクラバーネクとオマホニーの立場の違いが明瞭に現れている。ところが、出版界の理解はまた違っているのかもしれない。二〇二一年刊行予定のオマホニーの新刊『身体省（*The Ministry of Bodies*）』の宣伝文にはこうある。

現代の病院での生活と死の1年。「詩人医師（poet-physician）」ことシェイマス・オマホニー、『現代の死に方』『医学の病は治せるか』の（イギリス医師会医学出版賞）受賞作家が送る。

もしこの宣伝文を書いたライターにとってオマホニーが「詩人医師」に見えているのなら、その状況こそが、誰もシュクラバーネクを継がなかったという事実を証明している。なるほど現代の医師は「スティグマ」という言葉をよく使いはする。しかし、すべての人にスティグマを刻みつける「健康づくり」はいまだ食い止められていない。

シュクラバーネクの後ろに置くべき第二の現象として、主流の医学に対する諸方面からの反発がある。

現代最も目立っているのは（言い古されているのは、と言うべきかもしれないが）製薬企業の陰謀論だろう。曰く、製薬企業は金もうけのために病気を作り、効果は少なく副作用の多い薬をごまかして高く売りさばき、医師も政治家も抱き込んでいる。

もう少し洗練されたものとしては、医学誌のビジネスモデルや研究者の厳格さを欠いた行為、あるいはＷＨＯをはじめとする諸団体の独善といった諸問題を指摘する議論もある。

こういうタイプの言説は現代にあってはごくありふれている。デイヴィッド・ヒーリー『ファルマゲドン』とベン・ゴールドエイカー『悪の製薬』は日本の論者によってもしばしば言及される。さらに、主流の立場と思われている人物の中でも、『ＢＭＪ』元編集長のリチャード・スミスは『医学誌の問題（***Trouble with Medical Journals***）』を書き、『ニューイングランド医学雑誌』元編集長のマーシャ・エンジェルは『ビッグ・ファーマ』を書き、『ランセット』編集長のリチャード・ホートンは『セカンド・オピニオン（***Second Opinion***）』を書いた。前述のヨアニディスも『アナルズ・オブ・インターナル・メディシン』や『アメリカ医師会雑誌』の常連だ。

いわばイリッチやシュクラバーネクはそれら多様な問題の上流にある原因を医療化や健康主義に求めたのだが、現代にあってはより細かく分解した問題提起の声が大きくなっている。

そうした戦略は局所的には成果を上げているようにも見えるが、それと同時に、はるかに安直な図式を復活させているようでもある。すなわち、誤った現代医学に対抗するものとして、東洋医学とか自然志向とかの神秘的な原理を据えるタイプの議論にとって、実は有利な状況が作られている。

たとえばケヴィン・トルドー『病気にならない人は知っている』はニセ医学の集大成として有名だが、その中には現代医学に対する有効な批判も（「有効な批判の劣化コピー」と呼ぶべきかもしれないが）少なくない。同じことは内海聡についてさえ言える。

トルドーや内海が代替医療で金儲けをすることは、あまりにわかりやすい悪だ。だから、彼らが医療批判を流用することは傍迷惑であって、まっとうな医療批判までがいかがわしいものに見えてしまう、という主張は成り立つだろう。しかしその悪は十分予想できたことでもある。人類の歴史の大部分において、医学とはすなわちニセ医学であり、現在主流となった医学のほうこそが、最近生まれたばかりのまれな例外なのだから。

シュクラバーネクが序文の終わりに添えた思わせぶりな一節は、こうした動きを警戒したものかもしれない。

私の批判は東洋の「ホリスティックな」たわごとを是認するものではない。イスラームのシャイフが病気になれば西洋式の病院で医学的治療を求め、田舎の魔法には頼らないのと同じように、イスラム原理主義国家の富める君主は西洋製の飛行機に乗って石油の会議に向かうのであり、空飛ぶじゅうたんに乗って行くのではない。

たしかにシュクラバーネクは代替医療を散々にこき下ろしてもいる。しかしシュクラバーネクがイリッチの後継者をもって自任するなら、イリッチの医療批判が具体的な論点においてはあまりに当てずっぽうであり、医学に対する理解の浅さが明らかだったことを認める責任もあったのではないか。たとえばこういう記述。

パパニコラウによる膣分泌物テストの診断的有効性はたしかであるし、もし検査を一年に四回行い、早期手術をすれば、子宮頸癌は、明らかに術後五年の生存率をたかめるものである。ある種の皮膚癌の治療も有効性が高い。しかし他の大部分の癌に有効な治療があるかとなると、明らかな証拠は何もない。乳癌の術後五年の生存率は五〇パーセントであり、それは医学検査の回数と治療法にかかわりないものである。(27ページ)

批判しているのは検査なのか治療なのか、その両方なのか。「他の大部分の癌」が何を指すのか、

「五〇パーセント」という数字にどのような意味が与えられているのか、「医学検査の回数と治療法にかかわりない」という記述が正確にどのような事実を指すのかも判然としない。ただぼんやりと「がん治療はあまりうまくいっていないらしい」という雰囲気だけがある。医学の専門家にとっては、単純に事実認定のうえで支持できなかったろうし、反対に「たわごと」を信じたい人にとっては、これで十分だったろう。たしかにオマホニーの言うとおり、イリッチは科学を理解していなかった。

イリッチが医学の観点からは不正確だったという弱点は、主流の医学を擁護したい立場からは、至って攻めやすい。そこらじゅうに転がっているニセ医学の言説を引き合いに出して「こいつも同じだ」と言いさえすればいいのだから。

イリッチの脇の甘さは、結果として、「正しい医者対ニセ医学」という図式を強化させたように思える。そして、シュクラバーネクがイリッチを重視したことも、無関係とは言えない。

シュクラバーネク以後の第三の、そして最も重要な変化は、おそらくシュクラバーネクにとってきわめて不本意なものだ。それはシュクラバーネクがどんなに熱心にジョイスを研究しても「彼の専門分野は医学だ」と言われてしまったことと密接に結びついている。すなわち、イリッチがあれほど憎んだテクノクラート独裁のさらなる強化に、シュクラバーネクもまた抗えなかった。

シュクラバーネクは素人語りの人だ。シュクラバーネクの名声を押し上げた業績は、サブスタンスPの研究にせよ、統計の批判的吟味にせよ、臨床医としての専門性に基づくものではない。シュクラバーネクはこの本によって、よく知りもしない臨床医学に横から口を挟んでいる。だからこそ、単純で抽象的な真実をとらえることができた。ジョイスの研究もまた素人語りだった。

シュクラバーネクがもし、生活習慣主義の愚かさを暴露するという目先の目標しか見ていなかったとすれば、わざわざ専門外の文学などを持ち出すまでもなく、自分の専門分野で争うこともできたはずだ。曰く、食べ物の成分がそう簡単に全身の健康状態を左右するはずがない、なぜなら吸収と代謝はこのような経路を通り……、そしてこの事実は疫学研究によっても確認できる、既存のデータから読み取れることはこのようであり……。こうした語り口は、人体を機械論でとらえ、統計で理解しようとする、より大きな愚行に取り込まれて終わる。そして状況を、微に入り細を穿った知識を持つ専門家による独裁に向けて推し進める。専門家支配にこそイリッチやシュクラバーネクは反抗したのだった。

シュクラバーネクは、医師の独裁に反対しながら、自身もまた医師であるという矛盾を抱えていた。だからこそ、一見迂遠なスタイルによって非専門家にも届くはずのサインを出したが、トマス・サースとフーコーが結びついたほどの連鎖反応を呼び起こすには至らなかった。それはシュクラバーネクの死によるのかもしれないし、アラン・ソーカルのせいかもしれない（オマホニーは、ソーカル事件を根拠として、フーコーやデリダに露骨な不信を示している）。残された我々に何ができるだろうか。

さて、以上がシュクラバーネクとこの本についての訳者の簡単な紹介である。訳者はここで、近藤誠を関連付けたい誘惑に駆られているのだが、まだ詳しく述べることはできそうにない。そのうち稿を改めて論じたいと思っている。現代の日本にはシュクラバーネクがなく、近藤誠がある。その状況を理解することが何かの鍵になると思う。

さらに、拙著『「健康」から生活をまもる』は暗にシュクラバーネクを解説できるように、またシュクラバーネクによって解説されることもできるようにと狙って書いたものだ。シュクラバーネクの議論を面白いと感じてくれた読者にはぜひあわせて読んでほしい。

謝辞

この翻訳を本の形にできたのは、生活の医療社の秋元麦踏さんの深い理解と情熱による。秋元さんは採算度外視としか思えないこの翻訳の企画にコストを割き、訳者の私生活上の都合にも付き合って刊行までのスケジュールを考え（というのは訳者が刊行前後に転職と結婚を控えていたので）、おっかなびっくりの翻訳に懇切丁寧な赤を入れてくれた。

秋元さんと訳者が出会うきっかけになったのは、市川衛さんが代表を務めるメディカルジャーナリズム勉強会だ。訳者にとって、市川さん本人はもちろん、メディカルジャーナリズム勉強会に集まった錚々たる参加者は、計り知れないほど多くを教えてくれた恩人だ。その意味で、市川さんの友誼がなければこの翻訳をなしえなかったことも間違いない。

二〇二〇年六月　緊急事態宣言の再発出におびえつつ

大脇幸志郎

ペトル・シュクラバーネク（Petr Skrabanek, 1940-1994）

毒物学者、医師。ボヘミア・モラヴィア保護領（現在のチェコ）ナーホトに生まれ、1968年のチェコ事件の際、偶然滞在していたアイルランドに移住し生涯を過ごす。『ランセット』編集委員、ダブリン大学トリニティ・カレッジ公衆衛生学教室准教授、アイルランド王立医学院フェローを歴任し、多数の論文と著書を残した。ジェイムズ・マコーミックとの共著『医学の誤解と愚行（*Follies and Fallacies in Medicine*）』はデンマーク語、オランダ語、フランス語、ドイツ語、イタリア語、スペイン語に翻訳されている。本書（*The Death of Humane Medicine and the Rise of Coercive Healthism*）の原稿は死の数日前に完成した。

大脇幸志郎　おおわき・こうしろう

1983年大阪府生まれ。東京大学医学部卒。出版社勤務、医療情報サイト運営の経験ののち医師。著書に『「健康」から生活をまもる 最新医学と12の迷信』（生活の医療社）。

健康禍　人間的医学の終焉と強制的健康主義の台頭

2020年7月11日　初版第1刷発行

著　者　ペトル・シュクラバーネク
訳　者　大脇幸志郎
発行者　秋元麦踏
発行所　生活の医療株式会社
　　　　東京都文京区関口1-45-15-104　郵便番号　112-0014
印刷製本　中央精版印刷株式会社

Japanese translation©Koshiro OWAKI, 2020　Printed in Japan　ISBN978-4-9909176-8-5C0036